皮肤病
综合治疗实践

袁春英 / 主编

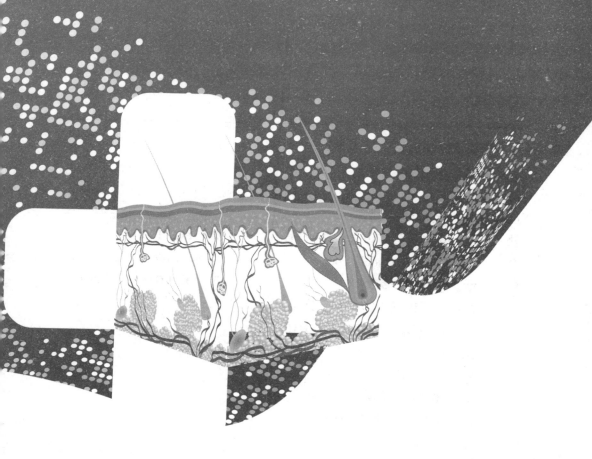

延吉·延边大学出版社

图书在版编目（CIP）数据

皮肤病综合治疗实践 / 袁春英主编. –– 延吉：
延边大学出版社, 2023.11
ISBN 978–7–230–05878–0

Ⅰ.①皮⋯ Ⅱ.①袁⋯ Ⅲ.①皮肤病 – 治疗 Ⅳ.
①R751.05

中国国家版本馆CIP数据核字(2023)第216984号

皮肤病综合治疗实践

主　　编：袁春英
责任编辑：郑明昱
封面设计：文合文化
出版发行：延边大学出版社
社　　址：吉林省延吉市公园路977号　　　　**邮　编**：133002
网　　址：http://www.ydcbs.com　　　　　　**E-mail**:ydcbs@ydcbs.com
电　　话：0433–2732435　　　　　　　　　**传　真**：0433–2732434
印　　刷：三河市嵩川印刷有限公司
开　　本：787毫米×1092毫米　1/16
印　　张：11.25
字　　数：200千字
版　　次：2023年11月第1版
印　　次：2024年1月第1次印刷
书　　号：ISBN 978–7–230–05878–0

定　　价：98.00元

编　委　会

前　言

皮肤病学是一门研究发生在皮肤、黏膜等部位的疾病的学科，是一门涉及面广、整体性强的临床应用学科，同时又与其他临床学科存在着广泛而密切的联系。近年来，随着医学的发展，皮肤病学也相应地进入了一个飞跃发展的阶段，并分出许多分支，如皮肤组织病理学、皮肤生理学、皮肤免疫学、皮肤真菌学、皮肤遗传学等。本书结合近几年来国内外本专业的新进展，又总结了较丰富的临床实践经验，为皮肤科医师正确掌握临床诊疗规律和充分运用所学的知识解决临床上极其复杂的现象提供重要的参考。

本书首先介绍了皮肤病的基础内容，例如解剖、生理学等，然后详细阐述了皮肤病常用治疗方法和皮肤科常见疾病及并发症的诊断和治疗、常见性传播疾病的诊治等内容。本书紧扣临床，简明实用，内容丰富，资料新颖，对于皮肤科医务工作者处理相关问题具有一定的参考价值，也可作为各基层医生和医务工作者学习之用。

在本书即将付梓之际，对先后为此书付出努力的同志表示诚挚的感谢！尽管我们已尽心竭力，但唯恐百密一疏，愿专家、读者能加以指正，不胜期盼之至。

编　者
2023 年 11 月

目　录

第一章　皮肤的解剖和组织学

第一节　皮肤解剖学

皮肤位于人体表面，是人体的第一道防线，尤其是角质层，具有十分重要的功能。从重量与面积的角度来看，皮肤是人体最大的器官，其重量约占体重的16%；皮肤的面积，成年人为 $1.5 \sim 2m^2$，新生儿约为 $0.21m^2$。

皮肤厚度因人而异，不同部位的厚度也不相同，通常为 $0.5 \sim 4mm$（不包括皮下脂肪层）。儿童皮肤较成年人薄得多；四肢及躯干皮肤，伸侧比屈侧厚；枕后、项、臀及掌跖部位皮肤最厚；眼睑、外阴、乳房等部位皮肤最薄。

皮肤表面有很多皮嵴、皮沟和皱襞。皮嵴部位常见许多凹陷的小孔，被称为汗孔，是汗腺导管开口的部位。皮沟是由于皮肤组织中纤维束的排列和牵引所形成的，深浅不一，在面部、手掌、阴囊及活动部位（如关节部位）最深。皮沟将皮肤表面划分为许多三角形、菱形或多角形的皮野，在手背、颈项等处最为清楚。在手指及足趾末端屈面皮嵴呈涡纹状，特称为指（趾）纹。

由于真皮结缔组织的纤维束排列方向不同，因此皮肤具有一定方向的张力线，又名皮肤切线或 Langer 线。在外科手术时，如按此线的方向切开皮肤，则皮肤切口的宽度较小；相反，如切口与此线垂直，则其宽度较大，并且在伤口愈合后，容易产生较明显的瘢痕。故此线对外科手术选择切口方向具有重要意义。

皮肤颜色因人而异，并且与种族、年龄、性别以及外界环境等因素有密切关系。即使同一人体的皮肤，在各个部位的颜色也深浅不一。

皮肤还附有毛发、皮脂腺、外泌汗腺、顶泌汗腺及指（趾）甲等附属器，现分述如下：

一、毛发

毛发是一种长圆柱状角质结构，其深入皮肤内的部分被称为毛根，毛根末端膨大呈葱头状，被称为毛球；露出皮面的部分被称为毛干。毛发分布很广，几乎遍及全身，仅掌跖、指（趾）屈面、指（趾）末节伸面、唇红区、龟头、包皮内面、小阴唇、大阴唇内侧以及阴蒂等处无毛。通常毛发可分为硬毛与毳毛两种。硬毛粗硬，具有髓质，颜色较深。硬毛又可分为两种。①长毛：如头发、胡须、腋毛与阴毛等。②短毛：如眉毛、睫毛、鼻毛与耳毛等，通常长度比长毛短。毳毛细软，无髓质，颜色较淡，主要见于面部、四肢与躯干。

二、皮脂腺

皮脂腺分布很广，除掌跖与指（趾）屈面外，几乎遍及全身。唇红区、阴茎、龟头、包皮内面、小阴唇、大阴唇内侧和阴蒂处也有皮脂腺。通常可分为三种类型。①附属于毛囊：此种皮脂腺开口于毛囊，与毛发共同构成毛皮脂腺单位。②与毳毛有关：其导管直接开口于体表。③与毛发无关：故又称为独立皮脂腺，见于口唇、包皮内面、小阴唇、大阴唇内侧、阴蒂与乳晕等处。皮脂腺在人体的分布密度不相同，以头皮、面部（特别是前额、鼻翼等处）最多，而躯干则以中央部位较多，因此，这些部位以及腋窝等处又称为皮脂溢出部位。四肢（特别是小腿外侧）皮脂腺最少，掌跖及指（趾）屈面则缺如。

三、汗腺

根据汗腺结构与功能的不同，可分为外泌汗腺和顶泌汗腺两种。

（一）外泌汗腺

亦称小汗腺，可简称为汗腺，除口唇、唇红区、龟头、包皮内面、阴蒂外，几乎遍及全身。在不同部位，汗腺的密度各不相同，掌跖部密度最大，其次为面额部、躯干。一般四肢屈侧较伸侧密集，上肢多于下肢。儿童皮肤的汗腺密度则较成年人的大。汗腺是一种结构比较简单的盲端管状腺，其腺体部分自我盘旋呈不规则球状，多位于真皮和皮下组织交界处。其导管自腺体垂直或稍弯曲向上，穿过真皮到达表皮嵴的下端进入表皮，在表皮内呈螺旋状上行，开口于皮肤表面。

（二）顶泌汗腺

亦名"大汗腺"，其分泌部的直径较外泌汗腺约大 10 倍，仅分布于鼻翼、腋窝、脐窝、腹股沟、包皮、阴囊、小阴唇、会阴、肛门及生殖器周围等处。此外，外耳道的耵聍腺、眼睑的麦氏腺以及乳晕的乳轮腺则属于顶泌汗腺的变型。女性的顶泌汗腺发育较早，在月经及妊娠期分泌亦较旺盛。胚胎学研究证明，顶泌汗腺与皮脂腺相似，均起源于原始上皮胚芽，发生自毛囊的上皮细胞，少部分开口于皮肤表面，而在皮脂腺开口的上方开口于毛囊。腺体位置一般较深，多在皮下脂肪层，偶尔见于真皮深部甚至中部。

另外，在腋窝处尚存在受肾上腺素能及胆碱能神经递质双重调节的所谓顶泌外泌汗腺，为青春期时向顶泌汗腺转分化的外泌汗腺结构。其分泌部大小介于外泌汗腺和顶泌汗腺之间，分布于腋窝和肛周，占到腋窝汗腺的 50% 以上。其导管直接开口于皮肤表面。

四、指（趾）甲

指（趾）甲是由致密而坚实的角质所组成，位于指（趾）末端的伸侧面，扁平而有弹性，自后向前稍有弯曲，呈半透明状。甲板的前面暴露部分称为甲体，甲体的远端称为游离缘。甲板后端隐蔽皮肤褶皱下方的部分称为甲根。甲板除游离缘外，其他三边均嵌于皮肤褶皱内。位于甲体下的基底组织部分称为甲床。位于甲根下的基底组织称甲母质。指（趾）甲近甲根处有新月形的白色区，称为甲弧影（或甲半月）。

第二节　皮肤组织学

从胚胎学的观点来看，皮肤有两个主要组成部分：①上皮部分，由外胚叶分化而来，称为表皮。②结缔组织部分，由中胚叶分化而来，通常又可分为两层。位于表皮下方较为致密者，称为真皮；位于真皮下方比较疏松者，称为皮下组织。由于皮下组织含有脂肪组织，故又名皮下脂肪层，或称脂膜。

在组织切片中，表皮与其下方的真皮相结合处，通常呈波浪形曲线。真皮呈乳头状似手指样伸入表皮，表皮则相应地伸入真皮，两者之间犬牙交错，表皮伸入真皮的部分称为表皮嵴（以往称为表皮突或皮突）。在掌跖部的乳头体和表皮嵴比较深长，而且数量较多。另外，在口唇、阴茎、包皮、小阴唇和乳头部分，也有许多比较深长的乳头体和表皮嵴。但在其他一些部位，如面部、下腹部等处，不仅表皮比较薄，而且乳头体和表皮嵴也较少而短（如图1-1）。

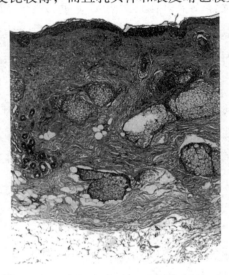

图1-1　正常皮肤（HE 染色×40）

一、表皮

表皮由两大类细胞所组成，即角质形成细胞与树枝状细胞。两者迥然不同，角质形成细胞具有细胞间桥以及丰富的胞质，用 HE 染色即可着色；而树枝状细胞则无细胞间桥，其胞质需用特殊染色或组织化学方法，甚至在电子显微镜下才能识别。现将两类细胞分述如下：

（一）表皮的角质形成细胞

角质形成细胞最终产生角蛋白，在其向角质细胞演变过程中，一般可以分为五层，即基底层、棘层、颗粒层、角质层以及透明层。有人又把前二层称为生发层或马尔匹基层。此外，在某些部位，特别在掌跖部位，在角质层的下方还可见到透明层（图 1 - 2）。

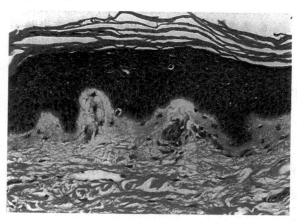

图 1 - 2　正常表皮

从上至下分别为角质层、颗粒层、棘层和基底层（HE 染色 × 200）

1. 基底层

此层由一层矮柱状、立方形基底细胞所组成。通常排列整齐，呈栅栏状。其长轴与表皮和真皮之间的交界线垂直。胞质深嗜碱性，胞核卵圆形，呈暗黑色。基底细胞之间及基底细胞与其上方的棘细胞之间是通过细胞间桥相连接的。基底细胞的底部则附着于表皮下基底膜带，此带在 HE 染色时不易辨认，只有用特殊染色方法，如用过碘酸 - 雪夫（PAS）染色时才能显示出来。

基底细胞内有数量不等的黑素，其含量的多少与皮肤的颜色是一致的。白皮肤的人，基底细胞内仅含少量黑素颗粒，以致在 HE 染色切片内看不清楚；而被晒黑或黑皮肤的人，其基底细胞内则有大量黑素颗粒。通常黑素颗粒主要位于基底细胞核的上方，但数量甚多时，则散布于胞质内。

2. 棘层

此层由 4～8 层多角形细胞所构成，愈位于表层，细胞形态愈扁平。每个细胞均有很多胞质突，称为棘突，因此这层细胞也称为棘细胞。正常皮肤的棘突在高倍镜下看不清楚，但在有细胞间水肿时，则清晰可见。

3. 颗粒层

此层通常由 3～5 层扁平或菱形细胞所组成。胞质内充满粗大、深嗜碱性的透明角质颗粒。正常皮肤颗粒层的厚度与角质层的厚度成正比例，在角质层薄的部位仅有 1~3 层，而在角质层厚的部位，如掌跖部，颗粒层则较厚，有的甚至多达 10 层。

4. 角质层

此层细胞已不含细胞核，染色呈嗜酸性。由于角质层外层常不断脱落，因此难以确定其厚度。在福尔马林固定的标本中，角质层内因有较大的细胞内外间隙，故往往呈网状，这是制片过程中所造成的。

5. 透明层

在掌跖皮肤角质层厚的部位，如取材用福尔马林固定，切片用 HE 染色后，在角质层的最下部分，可见一个薄层均匀一致的嗜酸性带，称之为透明层。特别是在足跟部位皮肤组织切片中，此层最明显。

6. 表皮下基底膜带

在 PAS 染色时，在表皮与真皮连接处可见 0.5~1μm 厚、均匀一致、紫红色的带，称之为表皮下基底膜带。此带在 HE 染色时看不到，而 PAS 反应为阳性，说明其中有相当多的中性黏多糖。此外，如用硝酸银浸染时，在真皮最上部可见网状纤维。如再用阿尔新蓝同时浸染多糖带和网状纤维时，则可见多糖带位于网状纤维网之上。光学显微镜下所见到的 PAS 阳性的表皮下基底膜带，与电子显微镜下所见到的基底板不同，后者仅有 35~45nm 厚，是一种超微结构；而光学显微镜下的基底膜带，比电子显微镜下所见的基底板平均要厚 20 倍之多。毛囊及汗腺腺体周围也可见到此带。

（二）表皮的树枝状细胞

在表皮内有四种类型的树枝状细胞，其结构功能各不相同。其中只有一种，即黑素细胞，在 HE 染色的组织切片内可以辨认；而第二种，即朗格汉斯细胞，需要用组织化学或免疫组化方法或电子显微镜才能辨认；第三种为未定型树枝状细胞，则只能用电子显微镜才能辨认；第四种是梅克尔细胞（Merkel cell），这类细胞的情况我们尚不完全清楚，在 HE 染色切片中也不能辨认，需要用电子显微镜或免疫组化方法加以确认。

1. 黑素细胞

HE 染色的切片中，黑素细胞有一小而浓染的核和透明的胞质，故又名透明细胞。此种细胞镶嵌于表皮基底细胞之间。黑素细胞随身体的部位不同而数量不同，而且在紫外线反复照射后可以增多。在 HE 染色的垂直切片中，透明细胞的平均数是每 10 个基底细胞中有 1 个透明细胞。但是，在常规切片中并非所有能见到的透明细胞都是黑素细胞，因为基底细胞偶尔也可出现人工性的皱缩，和黑素细胞很难区别。黑素细胞具有形成黑素的功能，因此多巴反应为阳性；同时由于其中含有黑素，故银染色阳性。通常黑素细胞的树枝状突起需通过多巴反应才能显示出来，但如含有大量黑素时，通过银染色也常能看出。黑素就是通过黑素细胞的树枝状突输送到基底细胞内的。

2. 朗格汉斯细胞（LC）

在 HE 染色切片中，这种细胞虽然也表现为透明细胞，但是位于表皮中上部，不像黑素细胞常位于基底层内。

LC 如用氯化金浸染，可以表现为树枝状细胞，而多巴反应则为阴性，同时 ATP 酶阳性，电子显微镜下证实其细胞胞质内有独特的伯贝克颗粒，故与黑素细胞可以区别。单克隆抗体 CD1a（OKT6 或 Leu6）及免疫荧光或免疫细胞化学技术是观察此种细胞的最好方法。

3. 未定型细胞

此种树枝状细胞常位于表皮最下层，只有在电子显微镜下才能证实。

4. 梅克尔细胞

此种细胞位于表皮和口腔黏膜的下面，相当罕见，分布不规则，偶尔成群排列。梅克尔细胞在光学显微镜切片中不能辨认。然而，在哺乳动物有毛皮肤中，梅克尔细胞簇集成盘状，比较特殊，因此有人称之为毛盘或 Merkel 盘。在银染色切片中，每个梅克尔细胞基底下部都紧贴着一个半月板样的神经末梢，所以才称为 Merkel 盘，并有一根感觉神经纤维在盘处终止，因此推测它们是一种触觉感觉器。

通过细胞化学及电子显微镜的研究，一般认为，梅克尔细胞的本质应属于 APUD 细胞系统。

二、真皮

真皮主要由结缔组织构成，但其中尚有其他组织，如神经和神经末梢、血管、淋巴管、肌肉以及皮肤的附属器。

真皮主要分为两层，即乳头层及网状层，但也有人将乳头层再分为真皮乳头及乳头下层者（或者两者合称为真皮上部）。网状层也可被分为真皮中部与真皮下部，但两者之间没有明确界限。

真皮结缔组织是由胶原纤维与弹性纤维、基质以及细胞成分组成。胶原纤维和弹性纤维互相交织在一起，埋于基质内。正常真皮中的细胞成分包括成纤维细胞、组织细胞及肥大细胞等。胶原纤维、弹性纤维和基质都是由成纤维细胞形成的。

（一）胶原纤维

真皮结缔组织中，胶原纤维成分最为丰富。除了表皮下、表皮附属器和血管附近者外，真皮内的胶原纤维均结合成束。胶原纤维的直径大小不一，在 2 ~ 15μm 之间。组织切片中的胶原束在各个部位粗细不等，在真皮下部最粗，而在真皮上部最细，乳头层胶原束不但细小，而且无一定排列方向，但在真皮中部和下部，胶原束的方向几乎与皮面平行，并互相交织在一起，在一个水平面上向各种方向延伸。因此，在组织切片中，可以同时看到胶原束的纵切面和横切面。纵切的胶原束通常稍呈波浪状。在胶原束中，有少量成纤维细胞散在分布，细胞核染色较深，其纵切呈菱形。在 HE 染色时，成纤维细胞胞质边界不能辨认。此外，在正常真皮上部有噬黑素细胞，在血管周围尚可见到少量肥大细胞及组织细胞。通常肥大细胞需要用 Giemsa 染色法等才能加以证明（图 1 - 3）。

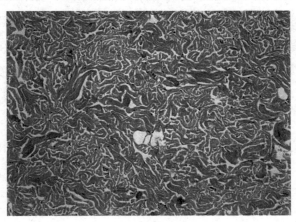

图 1 - 3　胶原纤维（HE 染色 × 100）

（二）网状纤维

在 HE 染色时，此种纤维不易辨认，但因其具有嗜银性，故可用硝酸银溶液浸染加以显示。网状纤维是纤细的胶原纤维，其直径仅为 $0.2 \sim 1 \mu m$。在胚胎时期，网状纤维出现得最早。在正常成人皮肤中，网状纤维稀少，仅见于表皮下、汗腺、皮脂腺、毛囊和毛细血管周围。表皮下网状纤维排列呈网状。每个脂肪细胞周围也有网状纤维围绕。但在发生某些病变时，如创伤愈合以及成纤维细胞增生活跃或有新胶原形成的病变时，网状纤维大量增生。

（三）弹性纤维

弹性纤维被染色后，可见弹性纤维缠绕在胶原束之间，因弹性纤维较胶原纤维细得多（直径为 $1 \sim 3 \mu m$），并且呈波浪状，因此在切片内仅能见到弹性纤维的一部分，甚至正常弹性纤维表现为碎片状。弹性纤维在真皮下部最粗，其排列方向和胶原束相同，与表皮平行。而在表皮下的乳头体中，细小的弹性纤维几乎呈垂直方向上升至表皮下，终止于表皮与真皮交界处的下方（图 1 - 4）。

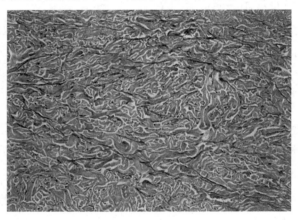

图 1 - 4　弹性纤维（HE 染色 × 100）

（四）基质

基质为一种无定型物质，充满于胶原纤维和胶原束之间的间隙内，在正常皮肤中含量甚少。因此，如用 HE 染色时，除了生长期毛发的毛乳头中含有较多的非硫酸盐和硫酸盐酸性黏多糖外，经常不能显示基质的存在。在真皮乳头体中，皮肤附属器和毛细血管周围，仅偶见少量非硫酸盐酸性黏多糖。正常真皮内基质主要含非硫酸盐酸性黏多糖，如玻璃酸。而在创伤愈合时，有新胶原的形成，基质中除含有非硫酸盐黏多糖外，尚有硫酸盐黏多糖，主要为硫酸软骨素。

三、皮下组织

皮下组织又称皮下脂肪层或脂膜。其结缔组织纤维皆自真皮下部延续而来，但较疏松，而且充满脂肪细胞，其他结构与真皮类似。

四、皮肤附属器

皮肤附属器包括毛发与毛囊、皮脂腺、汗腺与指（趾）甲等。

（一）毛发与毛囊

1. 毛发

毛发是由角化的角质形成细胞所构成，从内到外可分为三层。

（1）髓质：是毛发的中心部分，由 2～3 层立方形细胞构成，其细胞质染色较淡。毛发的末端通常无髓质。

（2）皮质：是毛发的主要组成部分，由几层梭形上皮细胞所构成。在有色的毛发中，黑素即存在于此层细胞内。

（3）毛小皮：又名角质膜，由一层互相连叠的角化细胞所构成。

2. 毛囊

毛囊的不同部分有不同的名称。毛囊的上部，也就是自皮脂腺开口部位以上的毛囊部分，称为漏斗部或毛脂囊；而自皮脂腺开口部位以下，至竖毛肌附着部之间的毛囊部分，称为毛囊峡；毛囊末端膨大呈球状，又名毛球。毛囊由内、外毛根鞘及纤维鞘所构成，前两层毛根鞘的细胞均起源于表皮，而纤维鞘则起源于真皮（图 1-5）。

（1）内毛根鞘：由内而外，可分三层。①鞘小皮，又名鞘角质膜，是一层互相连叠的细胞。②赫胥黎层，为 1～3 层细胞所构成。③亨勒层，由单行排列较扁平的细胞构成。

（2）外毛根鞘：此层相当于表皮基底层及棘层，由一至数层细胞所构成。其最外一层为长方形柱状上皮细胞，相当于基底细胞。

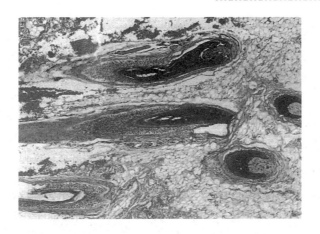

图 1 - 5　毛和毛囊（HE 染色 ×40）

（3）纤维鞘：可分为三层。①内层，为一透明玻璃样的薄膜。②中层，由波浪状致密的纤维组织构成。③外层，由疏松的胶原纤维和弹性纤维所组成，与周围结缔组织无明确界限。

3. 毛母质

毛母质由表皮细胞的团块所构成。这些细胞形态多样，与黑素细胞、黑素颗粒共同形成毛球。

4. 毛乳头

毛乳头是一种伸入毛球内的结缔组织，其中有血管和神经（图 1 - 6）。

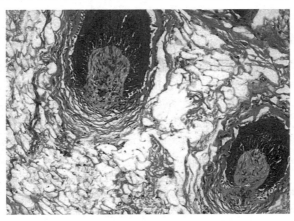

图 1 - 6　毛球和毛乳头结构（HE 染色 ×100）

（二）皮脂腺

皮脂腺是一种全浆分泌腺，没有腺腔，整个细胞破裂即成为分泌物。皮脂腺可分为腺体及导管两部分（图1-7）。

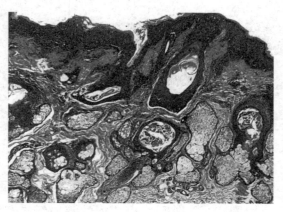

图1-7　皮脂腺（HE染色×40）

1. 腺体

腺体呈泡状，由多层细胞构成，周围有一薄层的基底膜带和结缔组织。在尚未发育成熟的腺体中，脂肪小滴地积聚在中央部分的腺细胞内，以后腺体逐渐发育成熟时，周围的细胞逐渐有小滴脂肪积聚。成熟腺体的中央或周围细胞内，均有较大的脂肪滴，核固缩，胞质呈网状，最后核固缩消失，细胞破裂，胞质内脂肪滴与细胞碎片组成无定型物质，即所谓的皮脂。皮脂通过导管被排至皮肤表面或毛囊内。腺体最外一层的细胞多呈立方形，与导管的上皮细胞连续，此层细胞不断增殖，不断地形成皮脂。

2. 导管

导管由复层鳞状上皮细胞构成，向下与毛囊的外毛根鞘相连，向上则与外毛根鞘或表皮的基底细胞连续，独立皮脂腺则与表皮或黏膜上皮的基底细胞相连。

（三）外泌汗腺（又称小汗腺）

1. 腺体

外泌汗腺的腺体由腺细胞、肌上皮细胞和基底膜带组成，中央有腺腔。

（1）腺细胞：有两种，即暗细胞和明细胞，在不同的腺体内，两者的数目有所不同。通常暗细胞位于近腺腔的一面，围绕腺腔，较小，近腺腔的表面部分有刷样小皮缘，胞核位于基底部，胞质内有较大的空泡和很多嗜碱性小颗粒，故染色暗而深。每个细胞有两个以上的细胞质突，此突穿过明细胞之间而附着于基底膜或肌上皮组织。明细胞位于基底膜带上，较大，形态不一，通常底宽而顶尖圆，顶尖部分常近管腔，靠近腺腔的表浅部也有小皮缘，胞核无一定位置，胞质内空泡较小，无嗜碱性颗粒，故染色淡而透明，细胞间有分泌细管与腺腔相通。外泌汗腺细胞核与顶泌汗腺者不同，呈圆形或椭圆形，染色质不明显。如进行 Feulgen 反应，核内则可见密集 Feulgen 阳性颗粒，通常有两个以上的核仁。暗细胞核和明细胞核无任何区别。

（2）肌上皮细胞：位于腺细胞与基底膜带之间，排列成一层，其长轴与腺细胞的长轴垂直，稍呈螺旋状，横切面呈三角形或半圆形。细胞核内有长圆形核仁。胞质染色呈嗜伊红性，其中有细的肌原纤维，故肌上皮细胞有收缩能力，有助于汗腺将汗液排入汗管内。

（3）基底膜带：位于肌上皮细胞的外围，用硝酸银染成不均匀的黑色。如进行 PAS 反应，则为阳性。

2. 汗管

外泌汗腺的汗管由两层立方形细胞构成。细胞染色呈嗜碱性，周围无基底膜带。汗管的内层细胞在近腔面的表浅部有小皮缘。外层细胞为基底细胞（图1－8）。

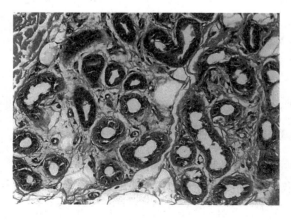

图 1 － 8　外泌汗腺（HE 染色 ×200）

（四）顶泌汗腺（又称大汗腺）

1. 腺体

顶泌汗腺的腺体也是由腺细胞、肌上皮细胞、基底膜带所构成的。腺细胞形态不一，随其分泌活动而改变，大致有圆柱形、立方形和扁平形三种。分泌旺盛时，细胞较高，反之则较低。胞核呈椭圆形，有一至数个核仁。肌上皮细胞及基底膜带与外泌汗腺相通。腺体由单层分泌细胞组成，胞质呈嗜酸性。外覆肌上皮细胞，其外周为透明基底膜带和纤维结缔组织网，腺腔内可见"断头分泌"现象（见图1-9）。

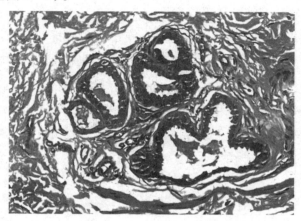

图1-9　正常人大汗腺腺体

腺体由单层分泌细胞组成，胞质呈嗜酸性。外被肌上皮细胞，其外周为透明基底膜带和纤维结缔组织网。腺腔内可见"断头分泌"现象（HE染色×200）

2. 导管

与外泌汗腺相同，顶泌汗腺的导管也是由两层细胞组成的。

（五）指（趾）甲

1. 近端甲襞

近端甲襞为肢端背侧皮肤的延续，向下反折在甲母质上方，形成背侧上皮面和腹侧上皮面。背侧结构同肢端表皮，腹侧见薄而平的表皮，有角质层和颗粒层。在背侧与腹侧之间，角质层明显增厚，形成甲小皮，防止甲板与甲皱襞分离。甲襞真皮内含有大量毛细血管。

2. 甲母质

甲母质位于近端甲襞和甲板下方，其中甲板的近侧端白色半圆形区域称甲半月。甲母质是产生甲板的结构，由多层上皮组成，角质层红染，无颗粒层。其近端部分形成甲板的背侧，远端部分形成甲板的腹侧。

3. 甲床

甲床位于甲板下方，和甲母质相连续。甲床上皮薄，由 2 ~ 5 层细胞组成，无颗粒层，其菲薄的角质层即腹侧甲板。

不管是甲母质还是甲床，其真皮内均无毛皮脂腺结构，通常无外泌汗腺。远端甲母质真皮结缔组织水肿、疏松，而近端甲母质和甲床的真皮由垂直排列、致密的胶原束组成。真皮内含有丰富的血管，大量动静脉吻合支形成血管球，使上方甲板呈现粉红色，外伤后会引起碎片状出血。

4. 甲下皮

甲下皮位于甲板远端游离处下方，和甲床远端相连续，具有颗粒层。

5. 甲板

甲板是四肢末端背侧近似矩形的半透明较坚硬结构，由扁平、角质化的甲细胞组成，相互紧密粘连，而且不似表皮角质层细胞会定期脱落。有时在近端、腹侧仍可残留细胞核结构。

五、皮肤的神经

皮肤组织中神经装置特别丰富，不仅有向心性感觉神经纤维，而且有离心性运动神经纤维。皮肤的神经是周围神经的分支。

（一）周围神经干的构造

在某些部位的真皮组织深部或皮下组织中，有时能看到皮神经，它是细小的周围神经干。正常的周围神经干有一层神经外膜，由结缔组织及脂肪组织构成，其中有血管和淋巴管。整个神经干可分成许多神经束。每个神经束周围有结缔组织构成的膜，即神经束膜，神经束膜形成小梁状的结缔组织中隔，称为神经内膜。神经内膜伸入神经束内，把神经束分成许多不完全分隔的区域，每个区域内有许多神经纤维。

（二）神经纤维的构造

1. 有髓神经纤维

每一根神经纤维的轴心部分均见有轴索。轴索由圆筒状的神经胞质和神经元纤维构成。有髓神经纤维除了由 Schwann 细胞所构成的神经膜呈圆筒状包绕着神经轴索外，尚有很厚的髓鞘围绕在轴索的外围。通过电子显微镜观察，Schwann 细胞扁平卷曲，呈多层圆筒状，髓鞘位于 Schwann 细胞胞质内，因此也呈层板状。有髓神经纤维的另一特点是呈节段状，神经纤维每在一定距离处，都会出现环形狭窄，即 Ranvier 结，位于两个 Schwann 细胞交界处，轴索的分支在此分出。有髓神经纤维干在皮下组织内，其长轴与皮肤表面相平行，其分支随动脉分支进入真皮以后，再分出细支进入真皮乳头层内，呈网状分布。

2. 无髓神经纤维

无髓神经纤维与有髓神经纤维一样，在轴索的外围有一层 Schwann 细胞形成的神经膜包围着，但无髓鞘，也没有 Ranvier 结。

（三）神经末梢

皮肤内所有自主神经末梢均呈细小树枝状分布，而感觉神经末梢则可分为游离神经末梢和终末小体两种。后者除有神经纤维的终末外，有的还有特殊的结构。

1. 触觉感受器

触觉感受器名 Meissner 小体，呈椭圆形。分布于真皮乳头体内，小儿指尖皮肤内最多见。

2. 痛觉感受器

痛觉感受器结构简单，位于表皮内。其有髓神经纤维进入表皮后即失去神经膜，并分支呈网状或小球状，分散于表皮细胞的间隙中。

3. 温觉感受器

温觉感受器呈圆形、卵圆形或梭形，外围有一薄层结缔组织包膜，感觉神经纤维末梢进入包膜后，分成很多小支并盘绕成球状。接受冷觉者为球状小体，又名 Krause 球，位于真皮浅层；接受热觉者为梭形小体，又名 Ruffini 球，位于真皮深部。

4. 压觉感受器

压觉感受器称 Pacini 小体，呈同心圆形，其切面可呈环层结构，形似洋葱，故又名环层小体。压觉感受器在各感受器中体积最大，直径可达 0.5～2mm 以上，位于真皮较深部和皮下组织中。

六、皮肤的血管

（一）血管丛

皮肤血管分布于真皮及皮下组织内，可分为五丛，由内而外分述如下：

1. 皮下血管丛

位于皮下组织深部，是皮肤内最大的血管丛，供给皮下组织营养。

2. 真皮下血管丛

位于皮下组织的上部，供给汗腺、汗管、毛乳头和皮脂腺营养。

3. 真皮中静脉丛

位于真皮深部，主要调节各丛血管之间的血液循环，并供给汗管、毛囊和皮脂腺营养。

4. 乳头下血管丛

位于乳头层下部，具有贮血的功能。此丛血管的走向与表皮平行，故对皮肤颜色影响很大。

5. 乳头层血管丛

位于真皮乳头层上部。此丛血管多襻曲，主要供给真皮乳头以及表皮营养。

（二）血管

根据管径的大小，动脉可分为大、中、小三种。皮肤动脉都属于中小型。

1. 中动脉

其中膜层有大量的平滑肌，故又名肌性动脉。多位于皮下脂肪组织内。其由内膜、中膜和外膜构成。

（1）内膜：近管腔最内的一层为内皮层，由单层扁平的内皮细胞组成。在内皮层外有内皮下层，是一薄层结缔组织。再外为内弹性膜，由一层弹性纤维组成。

（2）中膜：由 20～40 层平滑肌纤维束组成，排列成环状或螺旋状。在平滑肌纤维之间，夹有弹性纤维等结缔组织，与血管的收缩和弹性有关。

（3）外膜：主要由纵行排列的结缔组织组成，其中有的含有散在分布的平滑肌纤维束和弹性纤维，并有细小的血管。

2. 小动脉

指血管管腔直径在 2mm 以下的动脉，结构与中动脉基本相同，但愈接近毛细血管的小动脉结构愈简单。

3. 细动脉

血管管腔直径在 0.2mm 以下，除内皮细胞外，往往只有一层平滑肌细胞和少量结缔组织。

4. 毛细血管

直径平均为 7~9μm，一般可容 1~2 个红细胞通过。管壁仅由单层内皮细胞所构成。内皮细胞外围有外被细胞（或称周细胞）及一薄层嗜银膜。

5. 静脉

往往与动脉平行分布。管壁也分为三层，但内膜和中膜很薄，而外膜相对较厚。三层的分界不如动脉清楚。管腔与管壁的比例较动脉的大，并且多有瓣膜，用以防止血液的倒流。这些是静脉与动脉区别的要点。

6. 血管球

这是一种动、静脉之间的特别辅助装置，通过血管球的血液，可由动脉端直接进入静脉端，不需要通过毛细血管，最后向下垂直汇入较深的血管丛内。血管球在指（趾）末端最多见，位于真皮浅层。其结构可分为四个部分：①输入动脉，与小动脉相似。②动脉段，无弹性膜，管腔狭窄，但管壁较厚，由血管球细胞及外围的神经网构成。③静脉段，仅有一层扁平内皮细胞，管腔较大。④输出静脉，短而直，其结构与小静脉相似。

七、皮肤的淋巴管

皮肤中的淋巴管比较少，在正常皮肤组织内一般不易辨认。淋巴液循环于表皮细胞的间隙和真皮胶原纤维之间，淋巴管开始于真皮乳头层的中、下部交界处，由此汇入皮下组织的淋巴管，再经淋巴结到达大淋巴管，然后进入全身的大循环。

淋巴管的构造与静脉相同，也可分为三层。与静脉不同的是，淋巴管的管壁更薄，腔内无红细胞，中膜内平滑肌纤维的排列不规则，外膜较厚。

毛细淋巴管与毛细血管的结构也相同，其不同点为毛细淋巴管的管腔不规则，呈窦状，周围没有外被细胞，即 Rouget 细胞。

八、皮肤的肌肉

皮肤内最常见到的肌肉是竖毛肌。竖毛肌由纤细的平滑肌纤维束所构成，其一端起自真皮的乳头层，而另一端插入毛囊中部的纤维鞘内。此外，尚有阴囊的肌膜和乳晕的平滑肌，在血管壁上也有平滑肌。汗腺周围的肌上皮细胞，也有平滑肌的功能。面部皮肤内可见横纹肌，即表情肌。

第二章 细菌性皮肤病

第一节 脓疱疮

脓疱疮是一种常见的、可传染的、浅表的皮肤化脓性感染，主要由葡萄球菌、链球菌或两者混合感染所致。临床表现为大疱性脓疱疮和非大疱性脓疱疮，后者又称为 Tilbur Fox 接触传染性脓疱疮。

一、流行病学

本病各年龄组均可发生，但学龄前儿童占80% ~ 90%，以1 ~ 5 岁为高发年龄。一年四季均可发病，以夏季为主，占全年发病总数的2/3 以上。潮热和高温环境易发病。接触是本病传播的主要方式。儿童感染主要来源于宠物、指甲以及学校或幼儿园儿童相互接触，尤其是在拥挤的居住环境下易于传播。成人感染主要通过剃须刀、游泳池、美容用具等。脓疱疮可继发于疥疮、单纯疱疹、水痘、昆虫叮咬、湿疹或其他渗出性瘙痒性皮肤病。大疱性脓疱疮以散发为主，而非大疱性脓疱疮可发生暴发流行。

二、病因学

病原菌主要有金黄色葡萄球菌和链球菌。20 世纪70 年代以前，链球菌成为脓疱疮的主要病原菌，70 年代末金黄色葡萄球菌逐渐成为优势致病菌。近年来研究表明，70% ~ 90% 患者由金黄色葡萄球菌所致，其余多由链球菌或链球菌和葡萄球菌混合感染所致。有研究认为，非大疱性脓疱疮主要由链球菌所致，金黄色葡萄球菌多在病变的基础上继发感染。B 族链球菌与新生儿脓疱疮有一定关联。相对于 A 族链球菌，D 族链球菌很少引起脓疱疮。

三、发病机制

本病的发生有一定的诱因，主要是机体抵抗力下降或皮肤屏障发生破坏，给致病化脓性细菌入侵提供了条件。这些诱因可见于机体衰弱、瘙痒性皮肤病、职业相关的各种皮肤刺激、皮肤外伤等。大疱性脓疱疮主要由噬菌体Ⅱ型葡萄球菌所致，也可以见于Ⅰ型、Ⅲ型和Ⅳ型，且噬菌体的型别与其产生表皮松解毒素的类型密切相关。研究表明，金黄色葡萄球菌产生的表皮松解毒素可作为丝氨酸蛋白的水解酶，选择性地降解桥粒芯糖蛋白Ⅰ，使细胞间黏附力缺损，产生角质层下水疱，导致金黄色葡萄球菌在表皮内增殖扩散。近年动物研究发现，剥脱毒素可依上述相同机制分别引起新生儿剥脱性皮炎（Ritter病）、猩红热样发疹、大疱样脓疱样疹及金葡球菌型中毒性表皮松解症（TEN），这一类由毒素引起的疾病被统称为葡萄球菌性烫伤样皮肤综合征（SSSS）。

四、临床表现

脓疱疮临床上有两种类型，即大疱性脓疱疮和非大疱性脓疱。

（一）非大疱性脓疱疮

非大疱性脓疱疮是最常见的一型，也是儿童皮肤细菌感染最主要的类型。皮疹开始表现为在红斑基础上小的薄壁水疱或脓疱，疱壁很快破裂后，暴露红色、潮湿基底。在较早期的皮损周围可见不对称分布的卫星状皮损。随着皮损进展，其渗液干燥后形成的结痂可紧密黏着，形成米黄色或棕白色厚痂，边缘有轻度的红晕。本病主要累及暴露部位，尤其是鼻、口周和四肢，但手掌和跖部一般不受累。

本病有自限性，脓疱经4~7天逐渐消退，但因搔抓及分泌物的流出，使细菌不断地扩散到其他部位，以至于有新的皮损不断发生，使病程迁延数周或数月。大多数皮损痊愈后不留瘢痕。重症患者可能伴有局部淋巴结肿大和全身发热等中毒症状。

（二）大疱性脓疱疮

本病由金黄色葡萄球菌所致。病初皮损为散在小的水疱，1~2天后水疱增大并形成脓疱，周边有红晕。脓疱丰满紧张，直径可达1~2cm，2~3天后疱壁松弛。当疱内脓液减少后，脓液沉积于疱的下部，呈半月形的积脓现象，成为本型脓疱疮的特征之一。由于疱壁薄而松弛，大疱中央部分常破溃并且先结痂，而周边脓液可向四周渗出，在四周形成新的水疱或脓疱，排列成环状或链环状，称环状脓疱病。本病好发于面部，但也可以发生在其他部位。患者自觉瘙痒，一般无全身症状。

五、辅助检查

本病常不做检查就可明确诊断。但对少数临床表现不典型或治疗和判断有无可能并发肾炎等预后，可以做下列检查：

（一）常规检查

白细胞总数升高，可达到（$1 \sim 1.5$）$\times 10^9$/L，皮损泛发者或伴全身症状者更明显，约50%患者中性粒细胞比例增高（$>70\%$以上）。少数患者血沉增快，通过尿常规检查可见尿蛋白轻度升高。

（二）细菌学检查

脓液培养多为金黄色葡萄球菌，有时也为链球菌或两者混合存在。噬菌体分型多为Ⅱ型，也可为Ⅰ型、Ⅲ型和Ⅳ型。细菌培养时应同时做药物敏感试验，以指导临床用药。脓液涂片检查，革兰染色显示阳性球菌，也有用免疫学方法对分离的细菌进行链球菌型别鉴定，链球菌型别2型、49型、55型和60型与肾炎有关。

（三）血清学检查

主要用于预测链球菌感染后的肾小球肾炎（PSGN）发生的危险性。由链球菌引起的脓疱疮，抗"O"可升高。血浆C反应蛋白可以升高。脱氧核糖核酸酶（DNase）抗体和透明质酸酶抗体检测阳性，此两种抗体可以作为早期预测是否继发PSGN的指标。

六、病理学检查

大疱性脓疱疮在颗粒层下形成表皮裂隙，胞内含有较多的中性粒细胞、上皮细胞碎片、纤维蛋白和球菌，真皮上部有炎症反应，表现为血管扩张、水肿、多形核白细胞和淋巴细胞浸润。非大疱性脓疱疮病理改变与大疱性相似，但水疱形成轻，持续时间短暂。

七、诊断与鉴别诊断

（一）诊断

根据发病年龄、季节和部位，结合典型的皮损改变可以明确诊断，必要时借助细菌学检查以明确病原诊断。

（二）鉴别诊断

1. 丘疹性荨麻疹：其特征为风团样红斑基础上出现丘疹或小水疱，反复发作，好发于四肢和躯干部位，伴奇痒。

2. 水痘：冬春季节好发，起病时可有发热，皮疹为向心性分布，同时可见到斑疹、丘疹、水疱和结痂等各期损害，头皮和口腔黏膜易受累。

3. 体癣：环状脓疱疮应与体癣区分。环状脓疱疮为表浅、十分潮湿的皮损，上覆黄亮色或橙黄色的原痂，痂的边缘较松软。体癣周边为鳞屑性红斑。必要时做真菌检查可以帮助区分。

4. 脓疱性湿疹：本病的发生与年龄、季节和身体部位无关，表现为界限不清的潮红，皮疹呈多形性。

八、并发症

大多数脓疱疮患儿呈自限性经过，但少数情况下可发生并发症，多与链球菌感染相关的脓疱疮有关。

（一）PSGN

A族β溶血性链球菌可以导致PSGN，常在感染后1~3周发病，发生率为1%~5%，在导致肾炎的链球菌感染的脓疱疮患儿中可高达10%。PSGN可发生在各个年龄段，常见于儿童，特别是6~10岁年龄段，1.5岁以下婴儿很少继发肾炎。近年来，PSGN发生率呈明显的下降趋势。目前无证据表明，早期抗菌治疗可以阻止PSGN的发生。目前尚无金黄色葡萄球菌引起肾炎的相关证据。风湿热与链球菌感染的脓疱疮无关。

（二）感染扩散

在机体抵抗力低下时，偶可局部扩散，形成蜂窝织炎。

（三）毒素相关的并发症

有报道，链球菌感染的脓疱疮可以引起猩红热、荨麻疹和多形红斑。

九、治疗

（一）治疗原则

依据皮损范围和有无并发症，结合细菌学检查及药敏试验，选用局部或系统抗菌治疗。

（二）局部治疗

应以杀菌、消炎、收敛、干燥为原则。对于抽取疱液后的糜烂、结痂性皮损，可用1%聚维酮碘溶液，或1∶5 000～1∶10 000高锰酸钾溶液湿敷，对于较厚的痂壳，先将其软化后加以清除，以方便抗菌药物充分接触创面。

外用药物包括：①2%莫匹罗星（百多邦）软膏。②2%夫西地酸软膏。③5%聚维酮碘溶液、凝胶或软膏。上述三种外用药物的共同特点是抗菌作用强、抗菌谱广，局部刺激性小，且与其他抗生素无显著的交叉耐药性。每日用3～4次，疗程7～10天。无全身症状者，仅局部治疗即可，尤其是非大疱性患者。

（三）系统用药

近几十年来，由于耐青霉素的金黄色葡萄球菌成为产生脓疱疮的最常见的原因，故主张开始治疗就选用抗β内酰胺酶的抗生素，如氯唑西林、头孢拉定、阿奇霉素、头孢羟氨苄等；如为耐甲氧西林的金黄色葡萄球菌（MRSA），抗生素首选万古霉素。具体使用方法如下：

1. 氯唑西林：0.25～0.5g，每日4次，日服，或2～6g/d，分4次肌内注射或静脉滴注。

2. 头孢拉定：0.5～1g，每日4次，口服，或2～4g/d，静脉注射。

3. 头孢克洛：375mg，每日2次。

4. 阿奇霉素：1g，每日1次，口服，或1g/d，静脉滴注。

5. 莫西沙星：400mg，每日1次，口服，或400mg，每日1次，静脉滴注。

6. 万古霉素：每日1～2g，分2次静脉滴注。

上述药物疗程为 7~10 天或视病情变化而定。

十、预防

加强个人卫生、减少疾病传播、注意其他皮肤疾病的治疗是防止脓疱疮的关键。必要时可以对鼻前庭带菌状态进行监测，以防止本病的传播和流行。

第二节　葡萄球菌性烫伤样皮肤综合征

葡萄球菌性烫伤样皮肤综合征（SSSS）是一种泛发性、脱屑性、感染性疾病，病情进展迅速，可伴有发热等中毒症状，主要见于新生儿和婴幼儿，过去又称其为 Ritter 病或新生儿剥脱性皮炎。

一、流行病学

本病主要发生在 5 岁以下的儿童身上，尤其是新生儿和婴幼儿。近年来，有报道证明大于 5 岁的患儿明显增多，原因尚不清楚。成人极少得本病，多发生在有肾功能不全或免疫抑制患者身上。本病无明显的季节性，多为散发病例。鼻咽部、结膜、皮肤感染甚至败血症均可以成为引发 SSSS 的感染灶。

二、病因与发病机制

SSSS 的主要致病菌是凝固酶阳性噬菌体 II 组 71 型的葡萄球菌，也可以由 51 型所致。可以从患者的皮损处或感染灶如咽、鼻、耳或结膜部位分离到致病菌，此致病菌可产生表皮剥脱毒素（ET）。ET 可以破坏桥粒芯蛋白 1，造成颗粒层出现裂隙，并继发出现大片表皮剥脱。由于葡萄球菌产生的 ET 可通过血行等途径作用于较远部位，损害可扩展到远离葡萄球菌原发感染的部位。本病易感人群发生 SSSS 的重要基础是体内缺乏抗 ET 的中和抗体或感染后不能及时产生抗 ET 抗体。

三、临床表现

本病起病急，病情进展迅速。早期表现为突起发热、皮肤触痛和红斑。红斑可起于口周、颈部、腹股沟，在 24～48 小时内扩散至全身，呈水肿性。数小时或 1～2 天内产生泛发性表皮松解，出现大片表皮剥脱。大片表皮剥脱后留下亮红色的裸露区，如烫伤样。口周和眼睑四周可能渗出并结痂，可有大片痂皮脱落，在口周形成放射状皲裂，并有人认为此现象有特殊诊断意义。受累皮肤有触痛，年幼患儿哭闹并拒抱。通常掌跖和黏膜受累少见。

全身症状除发热外，可伴有嗜睡、腹胀、厌食、呕吐等，也可无明显全身症状。5～7 天后皮损开始愈合，如病情重或处理不及时，可以致死。

四、辅助检查

（一）常规检查

白细胞总数升高，可达到（1～2）×10^9/L，皮损泛发者或伴全身症状者更明显，甚至表现出类白血病反应。约 80% 患者中性粒细胞比例增高（＞80%）。少数患者血沉增快，通过尿常规检查可发现尿蛋白轻度升高。

（二）细菌学检查

标本应该取自鼻咽部、结膜等黏膜部位。由于皮损是 ET 造成的，这一点不像大疱性脓疱疮，后者病变是由皮损局部金黄色葡萄球菌感染所致的，致病菌只存在于损害的部位。分离出来的细菌应同时做药物敏感试验，有条件可进一步做分型和毒力鉴定。

五、病理学检查

表皮中上部颗粒层可见裂隙，正在剥脱或已经剥脱的表皮上部细胞变性，可见嗜酸性坏死，表皮下部细胞呈嗜碱性。真皮炎症反应轻微，仅在血管周围有少许细胞浸润。组织病理改变与落叶型天疱疮有相似之处。

六、诊断与鉴别诊断

（一）诊断

新生儿或婴幼儿突发发热、红斑和皮肤触痛，要考虑本病的可能性；病情迅速发展，短时间内出现表皮剥脱并留下裸露皮损，如烫伤样，可建立诊断；血白细胞升高伴中性粒细胞比例显著增加以及细菌分离阳性，对确诊有一定的价值。

（二）鉴别诊断

1. 脱屑性红皮病：多发生在出生后 2~4 个月婴儿，皮损开始于头皮和躯干，表现类似脂溢性皮炎，进一步可发展成红皮病，病程较长。

2. 新生儿脓疱疮：起病缓慢，皮损局限且以脓疱为主，无表皮剥脱，Nikolsky 征为阴性。

3. 中毒性表皮松解症（TEN）：既往将 TEN 分为金黄色葡萄球菌型、药物型、特发型和其他型，现多认为 TEN 和 SSSS 为两种独立的疾病。两者的区别见表 2-1。

表 2-1　SSSS 与 TEN 的比较

	SSSS	TEN
病因	噬菌体Ⅱ组 71 或 51 型金葡菌	药物
发病机制	ET 作用表皮至颗粒层裂隙	变态反应，以 T 细胞介导为主
发病年龄	5 岁以下儿童	任何年龄，主要是成人
皮损特征	皮损单一、浅表，容易愈合	皮损多形，较深，愈合慢
黏膜受累	常无	常有
病理改变	表皮颗粒层坏死，表皮内水疱	表皮全层坏死
细菌学检查	可在感染灶分离金葡菌	阴性
抗生素治疗	有效且关键	无效
预后	预后好，病死率低	预后差，病死率高

七、治疗

（一）基础治疗

加强护理，如注意保暖，注意口腔、眼睛和皮肤的护理，减少对患儿皮肤的刺激。进流质饮食，病情重的患儿要注意水电解质和酸碱平衡。重症患者，可考虑静脉输注血浆，以及时提供抗 ET 抗体，阻断病情的发展。

（二）抗菌疗法

抗菌疗法是治疗 SSSS 的关键，早期及时选择敏感的抗生素可抑制或杀灭金葡菌，以减少毒素的产生，阻断病情进一步发展。抗生素一般经验性地选用耐青霉素酶的抗生素，如新型青霉素或半合成的青霉素。可选用氯唑西林，成人每次 0.5 ~ 1g，每 6 ~ 8 小时 1 次，肌内注射；儿童每日 30 ~ 60mg/kg，分 4 次肌内注射。其他可选择的抗生素有双氯西林、氨苄西林等。青霉素过敏患者，可选择红霉素、克拉霉素、阿奇霉素等。必要时依据药敏试验结果选择抗生素，特别是当伴有 MRSA 感染时。

（三）糖皮质激素

糖皮质激素使用有一定的争议，原则上不常规使用，禁止单独应用，以免加重病情。如果全身中毒症状重，伴有重要脏器功能障碍，可以在有效抗生素治疗的同时，短期使用。可选择氢化可的松，成人每日 200 ~ 300mg，分 2 ~ 3 次静脉滴注；儿童每日 5 ~ 10mg/kg，分 2 次静脉滴注，疗程为 3 ~ 5 天。

（四）局部治疗

原则上使用无刺激性并兼有收敛、消炎和杀菌作用的外用药物，如 1% 新霉素乳剂。

八、预防

本病的预防同脓疱疮。

九、预后

近年来，随着敏感抗生素的应用，SSSS 的病死率显著降低。但病情发展凶险，全身中毒症状重，伴随严重的基础疾病或免疫功能低下，其预后较差，通常病死率在 5% 以下，成人患者病死率显著高于婴幼儿。

第三节　中毒性休克综合征

中毒性休克综合征（TSS）是主要由细菌超抗原性外毒素等多种原因引起的急性严重综合征，表现为发热、皮疹、低血压及多脏器功能障碍。TSS 这一名词最初专指葡萄球菌所引起的综合征，后来发现其他多种因子包括化脓性链球菌、某些芽孢杆菌、腺病毒甚至人体内源性超抗原均可以引起类似的表现。本文主要介绍与葡萄球菌相关的 TSS。

一、流行病学

1978 年国外首次报道金黄色葡萄球菌感染相关的 TSS，后来国内外有大量的报道。本病的易感人群包括幼年烧伤患者、有过敏性疾病家族史患者、存在严重的基础免疫障碍疾病者，如肿瘤、糖尿病等以及缺乏中毒性休克综合征毒素 1（TSST－1）抗体的人群。

流行病学有以下特征：①多继发于金黄色葡萄球菌相关的皮肤及软组织感染。②阴道定植金黄色葡萄球菌的妇女。③继发于流行性感冒等病毒感染。④定植的金黄色葡萄球菌无产生 TSST－1 能力的人群。⑤女性发生率高于男性。⑥可与医源性因素有关，包括使用抗生素、院内获得性感染以及输注液体反应等。

本病呈世界性分布，西方国家多见，但我国也散发病例报道。

二、病因与发病机制

本病主要为血浆凝固酶阳性的金黄色葡萄球菌所致，但也有报道称凝固酶阴性的金黄色葡萄球菌也可引起本病。20 世纪主要以耐酶的金黄色葡萄球菌为主，近年来发现 MRSA 也可以成为 TSS 的致病菌。引起 TSS 的金黄色葡萄球菌外毒素主要有 TSST－1、肠毒素和表皮剥脱毒素，其中以 TSST－1 最重要。

TSS 发病机制较为复杂，主要涉及以下 4 个环节：①患者局部产生大量外毒素并吸收入血是发病的始动环节。②金黄色葡萄球菌外毒素作为超抗原，是激发强烈炎症过程的重要基础。③多种炎症介质和因子释放引起全身性炎症反应综合征（SIRS）是病理损害的主要中介。④机体免疫状况尤其是抗 TSST－1 水平是影响 TSS 发生和发展的重要因素。

三、临床表现

本病潜伏期为 12 小时至 8 周，多为 2 天内发病。主要表现为以下几个方面：

（一）发热等中毒症状

患者起病高热，体温高达 38.9℃，可伴有寒战、头痛、咽痛、肌肉酸痛、全身不适、恶心、呕吐、水样腹泻等。

（二）皮肤、黏膜损害

起病 24 小时后可出现皮肤红斑，多先出现在手足和颈部，并很快扩展至全身，汇合成片。典型表现为日灼伤样弥漫性红斑或猩红热样皮损，可伴有粟粒样丘疹，压之褪色。重症病人皮疹可泛发全身，可伴脓疱形成和点状出血。皮疹可有轻度的瘙痒或烧灼感。眼结合膜和口咽部黏膜充血，可见杨梅舌。恢复期肢端可以有手套状脱屑，躯干呈糠秕样脱屑。

（三）低血压和休克

起病后 72 小时内发生明显的低血压，可表现为直立性晕厥。随着病情加重，可以发生低血容量性休克。

（四）多系统脏器损害

本病早期即可出现，器官衰竭的出现可早可晚。肾、肝、肺、心、血液系统、中枢神经系统、胃肠道、肌肉等均可受累并出现相应的症状、体征和实验室检查结果，器官损害常常是可逆性的。

四、辅助检查

（一）血液学检查

外周血白细胞总数显著增多，中性粒细胞比例增高，并可有核左移和中毒颗粒。血小板减少，可伴有贫血。血肌磷酸激酶（CK）、尿素氮、肌酐、AST 等升高。

（二）病原学检查

体内感染灶或阴道可成功分离出金黄色葡萄球菌。

五、病理学检查

皮肤病理改变对诊断无特异性价值，主要表现为真皮浅层血管周围有单个核细胞浸润，伴乳头水肿。少数伴有水疱形成的皮损，病理检查可看到表皮下裂隙。

六、诊断与鉴别诊断

(一) 诊断标准

目前公认的 TSS 诊断标准见表 2－2。

表 2－2　TSS 诊断标准

1. 发热：多≥38.9℃，或 102℉。
2. 皮疹：弥漫性红斑，呈日灼样或猩红热样。
3. 皮肤脱屑：于发病后 1～2 周出现，尤多见于手掌和足底。
4. 低血压：收缩压＜12kPa（90mmHg），或直立性昏厥。
5. ≥3 个以上器官系统损害。

　　　胃肠道：恶心、呕吐；

　　　骨骼肌：肌痛、CPK 在正常参考值 5 倍以上；

　　　黏膜：结膜水肿、充血，阴道、口咽充血；

　　　肾脏：尿素氮或氨基转移酶＞正常高限 2 倍；

　　　血液学改变：血小板计数＜100×10^9/L；

　　　中枢神经系统：意识障碍但无局灶性神经体征；

　　　肺脏：急性呼吸窘迫综合征（ARDS）。

6. 存在皮肤黏膜金黄色葡萄球菌感染或定植。
7. 在血清学上除外落基山斑点热、麻疹、钩端螺旋体病等

注：第 1～5 项是主要临床诊断标准。第 6 项是应当积极获取的病原学指标（有利于与 Step TSS 鉴别），第 7 项是重要的排除标准。符合所有标准，则 Step TSS 可确诊。如果缺乏第 6 项病原学标准，则下列 2 种情况应高度疑诊本病：①有第 3 项皮肤脱屑（剥脱），同时符合其他 3 或 3 条以上诊断标准；或②虽无皮肤剥脱但符合所有其他 5 条标准。

(二) 鉴别诊断

1. 川崎病：又称皮肤黏膜淋巴结综合征或 Kawasaki 综合征。本病好发于婴幼儿和儿童，进展相对缓慢，皮损范围广泛，黏膜受累显著，无明显的低血压和休克现象，脏器损害无特征性且较轻，但恢复后可伴发心血管并发症。

2. SSSS：本病多见于婴幼儿或新生儿，弥漫性红斑后表皮剥脱较浅表，愈合快，愈合后无显著的大片脱屑。通常无低血压倾向或休克，脏器伤害也不

突出。

3. 其他：包括其他原因导致的发热、皮疹、低血压、休克和多脏器损害等疾病。

七、治疗与预防

（一）抗菌治疗

应静脉给予抗生素治疗。首选耐青霉素酶的半合成青霉素，如苯唑西林，2g，静脉注射，每 4 小时 1 次，连用 10 ~ 14 天；可同时加用克林霉素，900mg，静脉注射，每 8 小时 1 次。次选可用头孢唑林，1 ~ 2g，静脉注射，连用 10 ~ 14 天；同时加用克林霉素，900mg，静脉注射，每 8 小时 1 次。青霉素过敏患者，可选用万古霉素，按每 15mg/kg，静脉注射，每 12 小时 1 次；加用克林霉素，900mg，静脉注射，每 8 小时 1 次。

（二）针对 TSST - 1 等毒素的治疗

危重病例，可采用静脉注射免疫球蛋白（IVIG），400mg/kg，一次静脉滴注。

（三）感染病灶的处理

对体内可疑的感染病灶，可进行清洗、消毒和引流等。

（四）对症治疗

主要目的是提升血压、抢救休克和控制多脏器损害的发展。

（五）预防

进行卫生教育，减少皮肤、软组织、呼吸道等部位的感染机会，及时发现感染灶并尽快治疗等。

八、预后

大多数 TSS 能完全康复，病死率为 3% ~ 6%。早期诊断、及时处理是改善预后的关键。死亡的原因多为 ARDS、心力衰竭和顽固性休克等。

第四节　毛囊炎、疖、疖病

毛囊炎是指原发于毛囊部的急性、亚急性或慢性炎症。疖是指金黄色葡萄球菌侵入毛囊引起的一种急性化脓性深毛囊炎和毛囊周围炎。疖病是指多发性、复发性疖。

一、毛囊炎的分类

毛囊炎可以是化脓性炎症，如单纯性毛囊炎，也可以是非化脓性炎症，如项部瘢痕疙瘩性毛囊炎。通常将毛囊炎按累及毛囊炎的程度不同，分为表浅型和深在型。

（一）表浅型

此型主要累及毛囊口及周围，主要表现为毛囊口小脓疱，周边有狭窄的红晕。自觉症状有瘙痒或疼痛，可呈急性如 Bockhart 脓疱疮，也可呈慢性经过，如痘疮样痤疮、粟粒性坏死性痤疮等。

（二）深在型

此型又称深毛囊炎，主要累及毛囊深部结构。急性开始为小脓疱，表现为单纯性毛囊炎，可发展成较深较大的脓肿，即疖。也可呈慢性经过，如须部毛囊炎、脱发性毛囊炎、项部瘢痕疙瘩性毛囊炎。

二、流行病学

湿疹、痱子、瘙痒症、虱病等瘙痒性皮肤病患者是毛囊炎、疖、疖病的高发人群。营养不良、恶病质、贫血、糖尿病、长期使用免疫抑制药也是发病的重要诱因。皮脂腺分泌旺盛也是致病因素之一，故发病年龄多为 18～40 岁患者，男性多于女性。

三、病因与发病机制

毛囊炎的病因及发病机制极为复杂，可以是感染性的，亦可以是非感染性的。感染性病因主要有细菌、真菌，特别是金黄色葡萄球菌和糠秕马拉色菌感染，其他病原体如螺旋体、寄生虫也偶可引起本病。非感染性包括各种化学物质（如煤焦油、石蜡、石油等）刺激以及物理因素（如搔抓、摩擦、拔毛、剃毛等）。

疖和疖病主要由葡萄球菌，尤其是金黄色葡萄球菌引起的化脓性炎症，机体抵抗力低下或皮肤屏障破坏，可以成为发病的基础，病原菌感染的来源主要来自患者的鼻腔或肛周，故属自身源性感染。

四、临床表现

（一）毛囊炎

常见毛囊炎有以下几种。

1. 细菌性毛囊炎：本病为毛囊浅部或深部细菌（主要是金黄色葡萄球菌）感染。浅部细菌性毛囊炎是发生在毛囊口的浅表性炎症，表现为毛囊口炎症性丘疹或脓疱，绿豆至黄豆大小不等，四周绕以红晕，中间有毛发穿过。脓疱干涸或破溃后结成黄痂，痂皮脱落后痊愈。如炎症向深部发展，可以形成瘢痕或永久性脱毛。本病好发于头皮、颈部、胸部及臀部。常伴有局部淋巴结肿大。

深毛囊炎通常指的是发生在光滑皮肤上的脱发性毛囊炎，表现为深在性脓疱性毛囊损害，通常在下肢对称出现，痊愈后留下永久性脱毛。脱毛后毛囊炎不再发生。

2. 急性毛囊炎：本病又称 Bockhart 脓疱病。本病由金黄色葡萄球菌所致，主要累及毛皮脂腺开口处，皮损表现为围绕毛囊口的表浅脓疱，绿豆大小，圆顶，壁脆薄，多有一根毛发穿出，皮疹分批出现，数日内可自愈。

3. 须疮：本病为局限于胡须部位的细菌性毛囊炎和毛囊周围炎。病原菌是金黄色葡萄球菌。本病好发于 30~40 岁的男性。初起皮疹为水肿性红斑、丘疹或脓疱，中间有毛发穿过。相互邻近的毛囊受累可以融合，形成斑块。自觉灼痒或疼痛。本病可以呈亚急性或慢性经过。如果毛囊被破坏并形成瘢痕，则称之为狼疮样须疮，其皮损中间为粉红色的萎缩性瘢痕，周边有脓疱或丘疹组成的活动性边缘和肉芽肿性炎症，形成堤状。好发于耳前颊部及颞部，有时可被误诊为寻常狼疮或红斑狼疮。

4. 穿通性鼻毛囊炎：本病是一种少见的鼻毛处深毛囊炎，病原菌为葡萄球菌。本病表现为鼻翼接近鼻前庭开口处的小脓包，伴痒痛感。炎症可向深部组织侵袭，最终在鼻翼外部皮肤表面出现丘疹或脓疱，在鼻翼内外形成一个感染性通道。将受累的鼻毛拔除，外用抗生素软膏即可痊愈。

5. 脓肿性穿凿性头部毛囊周围炎：本病可能为细菌感染后一种特异性自身免疫反应，造成毛囊及周围组织破坏。本病常见于男性，初期皮损为头部数个毛囊炎或毛囊周围炎，后逐渐增大变深，形成相互贯通的深在性脓腔，表面呈细小或半球形结节，破溃后形成多发性瘘孔，压迫有脓液流出。病损处毛发脱落，愈后遗留萎缩性瘢痕和不规则的秃发斑。病程呈慢性经过，易复发。

6. 项部瘢痕疙瘩性毛囊炎：又称枕骨下硬结性毛囊炎，为一种慢性毛囊炎，发生在颈后发缘处或头后部。初期为散在性针尖大小毛囊性丘疹和脓疱，互相融合，渐形成不规则的瘢痕硬结或硬块，可有束状头发穿出，无明显脓液。自觉轻度痒感。病程极为缓慢。

7. 秃发性毛囊炎：为一种破坏性、留有永久性秃发的毛囊炎。初起为毛囊性的红斑、丘疹，迅速形成小脓疱，脓疱干涸后留有圆形或椭圆形瘢痕。可有瘙痒或无自觉症状。本病多见于青壮年，病程迁延。

（二）疖和疖病

初起为毛囊性炎症丘疹，渐渐增大形成炎症性硬结，局部有红肿、热痛。经 2 ~ 4 天后硬结中心有波动感，皮肤表面呈现小黄点，破溃后排出脓栓及坏死组织及脓液。1 ~ 2 周后炎症消退而痊愈。皮损好发于头、面、颈和臀部，有时四肢和躯干也可受累。可伴有发热、全身不适和局部淋巴结肿大。

疖可以成批发生，每批发生时可以有间歇期或无间歇期。有些疖发病可以持续数月或数年，称为慢性疖病。

五、病理学检查

急性期毛囊炎可表现为毛囊及毛囊周围化脓性炎症，被侵入的毛囊壁有中性粒细胞浸润。慢性期毛囊炎可形成肉芽肿性改变，有淋巴细胞、浆细胞、组织细胞和异物巨细胞浸润。部分毛囊炎愈合后可表现为胶原组织增生，弹力纤维断裂，愈合区有广泛的纤维化。

疖和疖病病理改变与毛囊炎相似，但毛发、毛囊和皮脂腺被破坏得更严重，炎症范围更加广泛。

六、辅助检查

(一) 细菌学检查

毛囊炎、疖、疖病急性期可在皮损部位分离培养金黄色葡萄球菌、表皮葡萄球菌或白色葡萄球菌,可合并其他病菌感染;慢性期则细菌分离阳性率明显降低,分离的细菌宜做药敏试验。

(二) 血常规检查

毛囊炎患者大多数情况下白细胞总数和中性粒细胞比例正常,少数情况下尤其是急性期伴病变范围广泛时可见白细胞总数升高,中性粒细胞比例大于80%。疖和疖病常有白细胞升高,中性粒细胞比例大于80%。

(三) 其他检查

反复发作性毛囊炎、疖或疖病的患者,要检查其血糖。

七、诊断

诊断的标准:本病诊断依据主要是临床皮损的特征改变,必要时结合细菌学检查和组织病理。如反复发作,应寻找皮损局部和全身因素,如糖尿病、中性粒细胞减少症、肿瘤等因素。

八、治疗

(一) 治疗原则

注意皮肤卫生,积极治疗瘙痒性皮肤病、全身慢性消耗性疾病,增强机体免疫力,以减少本病复发。发病时以抗生素治疗为主。

(二) 局部治疗

1. 外用药物治疗:以选择消炎、杀菌和干燥为主的外用药物为主。外用抗菌药物中以选择2%莫匹罗星软膏和夫西地酸软膏为主,尽量少选择其他类型抗生素外用制剂,以免诱导耐药。渗液明显时可以用呋喃西林溶液湿敷,或1:5 000高锰酸钾溶液清洗,也可选用硫黄洗剂、硫黄炉甘石洗剂、5%聚维酮碘等。

2. 物理治疗：①紫外线照射。②超短波治疗。③多源红外治疗仪照射。④氦氖激光。⑤CO_2 激光等。须疮、项部瘢痕疙瘩性毛囊炎可酌情使用浅层 X 线。

3. 皮损内注射：对脓肿穿凿性毛囊周围炎、项部瘢痕疙瘩性毛囊炎可局部注射醋酸曲安奈德或倍他米松。

（三）系统治疗

根据皮损数量、大小、病变深度酌情选用抗生素，如青霉素或头孢类抗生素。必要时可根据细菌的药敏试验选择抗生素，对外耳道及危险三角区疖病宜加强系统抗生素使用。

（四）手术治疗

对疖已局限性化和有波动感时，可行脓肿切开手术。

第三章 病毒性皮肤病

第一节 单纯疱疹

单纯疱疹病毒（HSV）能够引起多种感染，如黏膜皮肤感染、中枢神经系统感染及偶见的内脏感染。人疱疹病毒分1型和2型：HSV-1主要经过呼吸道、消化道或皮肤黏膜直接与感染性分泌物密切接触而传播；HSV-2则主要经过性接触导致生殖道传播，新生儿可经产道感染。

一、病因与发病机制

（一）病原特性

HSV-1型主要侵犯面部、脑及腰以上部位，HSV-2型主要侵犯生殖器及腰以下部位，但并非所有病例都如此分布。

（二）感染—潜伏—激活

病毒侵犯表皮、真皮细胞及神经节，并在其中复制，局部出现病变。病毒侵入后沿局部神经末梢上行进入神经节，经过2~3天的复制后进入潜伏状态，在机体受到刺激（如外伤、免疫功能下降）时，病毒被激活，开始重新复制，并沿该神经节的神经分支下行播散到外周支配的表皮细胞、真皮细胞等，从而发生疱疹。

（三）传染源及传播途径

急性期患者及慢性带毒者均为传染源。可通过黏膜或皮肤微小损伤部位直接接触感染；HSV-1型主要通过空气飞沫传播，HSV-2型传播主要通过性交及接吻传播。HSV也可经消化道、母婴垂直传播。

二、临床表现

临床上可分两型。①原发型：可有发热（体温可高达39℃），周身不适，局部淋巴结肿大，病程为7～10天。②复发型：临床症状较轻，病程短。

潜伏期为2～12天，平均为6天，几乎在患者所有的内脏或黏膜表皮部位都可分离到HSV。

（一）皮肤疱疹

好发于皮肤和黏膜交界处，以唇缘、口角、鼻孔周围等处多见。初起局部皮肤发痒、灼热、刺痛或充血，出现成簇米粒大小水疱，可发2～3簇。疱液清，壁薄易破。2～10天后干燥结痂，脱痂不留瘢痕。

（二）疱疹性齿龈口腔炎

多发于1～5岁儿童。口腔、牙龈上出现成群水疱，水疱破溃、溃疡，剧痛，易出血，在唇红部和口周围常发生水疱，可伴有发热、咽喉疼痛及局部淋巴结肿大、压痛，经3～5天溃疡愈合，发热消退。病程约为2周。口腔疱疹还包括溃疡性咽炎、口腔或面部疱疹或浅溃疡。

（三）疱疹性瘰疽

手指的HSV感染是原发性口腔或生殖器疱疹的一种并发症，病毒可经手指上皮破损处进入或由于职业及其他原因而直接进入手内。临床表现为感染的手指突发水肿、红斑、局部压痛、水疱和脓疱，常出现发热、肘窝和腋窝淋巴结炎。

（四）眼疱疹

本病表现为一种急性角膜结膜炎，多为单侧性，初起眼睑红肿、疼痛、视觉模糊，继则出现小疱（滤泡性结膜炎），约2/3侵犯角膜，表现树枝状或葡萄状角膜溃疡。

（五）中枢及外周神经系统的HSV感染

1. 急性脑炎：95%以上由HSV-1引起，临床表现多呈暴发性或急性发作，发热、头痛、呕吐、意识障碍和抽搐，常有颞叶受损表现，如性格改变、行为异常、幻觉和失语等。病死率30%～50%。

2. 急性脑膜炎、脊髓炎和神经根炎：亦可因原发性或复发性 HSV 感染引起。HSV 脑膜炎是一种急性自限性疾病，表现为头痛、发热及轻度畏光，持续 2 ~ 7 天。

（六） 播散性 HSV 感染

播散性 HSV 感染常见于免疫功能缺陷者、妊娠妇女或新生儿，播散性 HSV 感染可累及皮肤黏膜和内脏。内脏 HSV 感染通常由病毒血症所致。

1. 肺炎：疱疹性气管支气管炎扩散到肺实质则会引起 HSV 肺炎，通常是局灶性坏死性肺炎。病毒也可经血播散到肺而导致双侧间质性肺炎。

2. 肝 HSV 感染：可表现为肝炎，也可出现播散性血管内凝集现象。

3. 其他：包括单关节的关节炎、肾上腺坏死、特发性血小板减少及肾小球肾炎。免疫受抑制可波及其他内脏器官，孕妇的 HSV 感染能引起播散并可能与母亲和胎儿的死亡有关。

（七） 新生儿 HSV 感染

新生儿 HSV 感染中约70%由 HSV - 2 所致，皆因出生时接触生殖道分泌液而被感染。但是先天性感染常是原发性 HSV 感染的母亲在孕期传播给胎儿的。新生儿 HSV - 1 感染通常在生后获得，原因是与患病的家庭成员直接接触。

新生儿 HSV 感染包括：①皮肤、眼及口腔疾病。②脑炎。③播散性感染。在出生后4 ~ 7 天出现发热、咳嗽、气急、黄疸、出血倾向、抽搐、肝大、脾大、皮肤及口腔疱疹、发绀及意识障碍，常在出生后9 ~ 12 天死亡。抗病毒化疗使新生儿疱疹病死率降到25%，但其发病率（特别是婴儿中枢神经系统 HSV - 2 感染率）仍很高。

三、 辅助检查

（一） Tzanck 涂片
自水疱基底取材，涂片经吉姆萨染色，可见多核巨细胞。

（二） 抗原检测
自皮损处取材，涂片用 HSV - 1 和 HSV - 2 抗原特异性单抗检测 HSV - 1、HSV - 2 抗原。

（三）病毒培养

受累皮损或组织活检标本 HSV 培养。

（四）血清学检查

糖蛋白（g）GI、（g）GZ 特异性抗体，可区分 HSV－1 和 HSV－2 的既往感染。原发 HSV 感染可通过出现血清转化现象得以证实。

（五）组织病理

表皮气球样变性和网状变性、棘层松解，表皮内有水疱，水疱内为纤维蛋白、炎性细胞及气球状细胞。PCR 检测可确定组织、涂片或分泌物中 HSV－DNA 序列。

四、诊断

有典型临床表现即可诊断。必要时可做疱液涂片、培养或病毒抗原检查确定。初次发病感染 2～6 周才出现 IgG1 或 IgG2 抗体，故要确诊仍需用培养法。

五、治疗

（一）局部治疗

1. 皮损处：以 5% 阿昔洛韦霜、1% 喷昔洛韦霜每 2～3 小时外用 1 次，3% 酞丁胺霜外用，5% 碘苷溶于 100% 二甲亚砜擦洗，每天 2 次，连用 4～5 天。

2. 眼疱疹：以 0.1% 阿昔洛韦（ACV）眼液滴眼，涂以 3% 阿糖腺苷（Ara－A）软膏或 0.5% 碘苷眼膏，每 3～4 小时 1 次。或者滴入 0.1% 碘苷溶液，每次 1～2 滴，白天每 1～2 小时 1 次；夜间每 2～3 小时 1 次。7～10 天为 1 个疗程。用 1% 三氟胸腺嘧啶核苷（TFT）滴眼，效果更佳。

（二）系统治疗

1. 抗病毒治疗

（1）阿昔洛韦（Acyclovir）200mg 口服，每天 5 次，共 7～10 天；或每次 5mg/kg 静脉滴注，每 8 小时 1 次，7 天为 1 个疗程。在局限性 HSV 感染中多数经治疗后皮损在 24 小时内开始愈合，72 小时内结痂。

（2）亦可选用伐昔洛韦、泛昔洛韦；伐昔洛韦是阿昔洛韦的前体药物，生物利用度更高，口服后约 80% 被吸收。

复发单纯疱疹：阿昔洛韦，400mg 口服，每天 3 次，或 800mg 口服，每天 2 次；伐昔洛韦 300mg 口服，每天 2 次。皆连用 5 天。

长期抑制治疗：阿昔洛韦，400mg 口服，每天 2 次；或伐昔洛韦，300mg 口服，每天 1 次。

（3）新生儿疱疹：阿昔洛韦 20mg/kg，静脉滴注，每 8 小时 1 次，连用 14 ~ 21 天。

2. 免疫治疗：可加用 α - 干扰素或白细胞介素 - 2（IL - 2）、转移因子或胸腺素等免疫增强药。

3. 耐药病毒株治疗：阿昔洛韦耐药，表现为疱疹皮损严重，病毒载量高。HSV 耐药株为胸苷激活酶缺陷型，可用膦甲酸 40mg/kg 静脉滴注，每 8 小时 1 次，直至皮损消退。

六、预后

口唇疱疹未经治疗的自然病程为 1 ~ 2 周。抗病毒治疗不能清除体内潜伏的 HSV，故不能防止复发。

第二节　带状疱疹

带状疱疹是由水痘 - 带状疱疹病毒引起的疱疹性皮肤病。初次感染表现为水痘或隐伏感染，此后病毒潜伏于脊髓后神经根中，在某些诱发因素或机体免疫力下降的情况下病毒被激活而发病。

一、诊断要点

（一）好发年龄

患者以老年人居多，儿童和青少年少见。部分发生于长期应用糖皮质激素或免疫抑制剂者。

（二）好发部位

主要发生于肋间神经支配区域的皮肤，其次为三叉神经支配区域，发生于腰段、颈段者临床上也不少见。

（三）前驱症状

皮疹出现前可有低热、全身不适、食欲不振等症状，局部常有刺痛、灼热、神经痛或皮肤过敏现象，一般持续 2 ~ 5 天后出现皮疹。部分病例尤其是儿童患者在出疹前可无任何自觉症状。

（四）典型损害

皮损发生于身体一侧，沿周围神经分布区排列，不超过或略微超过身体中线。基本表现为红斑基础上群集粟粒至绿豆大中央凹陷的水疱，一簇或多簇，簇间皮肤一般正常，疱壁紧张，疱内容物初期清澈或呈淡黄色，不久即变浑浊，病情严重时疱液可为血性，破溃后形成糜烂面，表面结痂。

由于皮疹可同时或先后发生，在同一患者身上可同时见到红斑、丘疹、丘疱疹、水疱、糜烂、痂皮等不同时期的损害。最后患处逐渐干燥结痂，痂皮脱落后留暂时性色素沉着而愈，若无继发感染则一般不留瘢痕。

（五）特殊类型

临床可见到具有神经痛而无皮损的无疱型带状疱疹、局部组织坏死的坏死型带状疱疹、只有红斑而无水疱的顿挫型带状疱疹、水疱较大的大疱型带状疱疹、水疱为血性的出血型带状疱疹、多神经或双侧发疹的多发型带状疱疹、发生于角膜的眼带状疱疹、带状疱疹性脑膜炎，以及伴有面瘫、耳聋、耳鸣的耳带状疱疹等特殊类型，但均较为少见。

（六）自觉症状

患处有不同程度的疼痛，年龄越大，疼痛越为明显，甚至疼痛剧烈难以忍受。疼痛可发生于皮疹出现前或与皮疹同时出现，轻微牵拉或外物刺激即可诱发或加重疼痛。

通常疼痛持续至皮损完全消退，若皮损消退 1 个月后仍有神经痛，称为带状疱疹后遗神经痛，多发生于 50 岁以上年老体弱者。

（七）病程

一般为 1 ~ 2 周，偶可复发，复发率小于 0.2%。局部组织坏死严重、泛发型带状疱疹、免疫缺陷及有潜在恶性病的患者，病程可延长，甚至反复发作。

带状疱疹后遗神经痛一般 1~3 月可自行缓解或消失，少数患者的疼痛可持续 1 年以上。

（八）实验室检查

半数患者在发疹后外周血白细胞总数低于 5×10^9/L，病情好转或痊愈后恢复至发病前水平。部分患者在发疹期血沉增快。疱液或创面刮取物经涂片镜检可查到多核巨细胞，PCR 病毒检出率高达 97%，直接免疫荧光抗体试验阳性检出率（适用于既往感染 HSV 者，不适用于急性感染者）也较高。

二、治疗

（一）一般治疗

发病后注意休息，避免食用辛辣刺激性食品，保持消化道通畅；加强创面保护和护理，避免衣物摩擦和刺激，以防止继发感染和加剧疼痛；发病后及时合理诊治，避免带状疱疹后遗神经痛的发生。

（二）全身治疗

1. 抗病毒药：可给予阿昔洛韦 2~4g/d、伐昔洛韦 600mg/d 或泛昔洛韦 1.5g/d，分次口服；或阿昔洛韦 5~10mg/kg，每 8 小时 1 次，静脉滴注；或阿糖胞苷 10mg/（kg·d）配成浓度为 0.5mg/mL 的溶液，静脉滴注 12 小时以上，一般疗程为 7~10 天。

2. 干扰素：急性发疹期可给予基因工程干扰素 α-1b 10~30μg、基因工程干扰素 -γ 100 万 U 或基因干扰素 β-1a 200 万 U，每日 1 次，肌内注射，连续 5~7 天。

3. 免疫调节剂：麻疹减毒活疫苗 2 毫克/次，肌内注射，可减轻症状。

4. 糖皮质激素：早期与抗病毒药物联合应用可有效控制炎症反应、减轻神经节的炎症后纤维化、降低后遗神经痛的发生率，适用于病情严重、年老体健、无严重糖皮质激素禁忌者，但免疫功能低下或免疫缺陷者应用糖皮质激素后有导致病毒扩散的危险，需慎重。临床一般选用醋酸泼尼松 30~60mg/d，分次口服，疗程 7~10 天。

5. 消炎止痛剂：疼痛明显者可给予阿司匹林 0.9~1.8g/d、萘普生（首剂

0.5g，以后 1 次 0.25g，每 6 ~ 8 小时 1 次）、盐酸曲马多 200 ~ 400mg/d、布洛芬 1.2 ~ 1.8g/d、卡马西平 0.6 ~ 1.2g/d 或吲哚美辛 50 ~ 100mg/d，分次口服。

6. 抗生素：继发细菌感染者可给予罗红霉素 150 ~ 300mg/d、阿奇霉素 500mg/d、阿莫西林 2 ~ 4g/d、头孢氨苄 1 ~ 4g/d 或阿莫西林 - 克拉维酸钾 0.75g/d（按阿莫西林计算），分次口服。

（三）局部治疗

1. 无继发感染的皮损处可涂搽 5% 阿昔洛韦霜、3% 肽丁胺霜、1% 喷昔洛韦软膏、3% 膦甲酸钠软膏、0.5% 碘苷软膏、2% 龙胆紫、0.9% 利多卡因软膏、0.025% ~ 0.075% 辣椒素软膏、炉甘石洗剂或 1% 樟脑炉甘石洗剂等，每日 3 ~ 5 次。

眼带状疱疹可选用 0.1% 阿昔洛韦滴眼液、3% 阿昔洛韦软膏、0.1% 利巴韦林滴眼液、0.1% 碘苷滴眼液、0.1% 酞丁胺滴眼液或含 10μg/mL 基因工程干扰素 α - 1b 滴眼液，每日 5 ~ 7 次，直至症状完全消退，可与抗生素滴眼液交替使用，防止继发感染。角膜形成溃疡者禁用糖皮质激素外用制剂。

2. 急性发疹期或疱疹破溃初期，可涂搽基因工程干扰素 α - 1b 软膏（25 万 U/5g），每日 3 次，直至皮损消退。

3. 有继发感染或渗液较多者，患处可用 0.1% 依沙吖啶溶液或 0.5% 新霉素溶液湿敷后，涂搽 2% 龙胆紫溶液、1% 红霉素软膏、黄连素软膏、0.1% 新霉素软膏、林可霉素利多卡因凝胶、1% 诺氟沙星软膏或 2% 莫匹罗星软膏，每日 3 ~ 5 次。

（四）封闭治疗

急性期发疹期炎症严重者，可选用基因工程干扰素 β - 1a 200 万 ~ 300 万 U/次，病灶基底部放射状注射，每日 1 次，连续 5 次；若患处疼痛剧烈，在应用有效抗病毒药物的前提下，可选用甲泼尼龙醋酸酯混悬液 20mg 或复方倍他米松混悬液 7mg，与 1% 利多卡因溶液 5mL 混匀后，行皮下浸润注射或神经节阻滞封闭，一般 1 次即可。

（五）物理疗法

局部照射紫外光、CO_2 激光扩束、微波照射、TDP 频谱，以及高频电疗、低频电磁、针灸、穴位照射等，均具有较好的消炎止痛和缩短病程的作用。

（六）带状疱疹后遗神经痛的治疗

1. 止痛药：可口服可待因 60mg/d、布洛芬 1.2~1.8g/d 或尼美舒利 100~200mg/d，分次口服；或盐酸曲马多 50~100mg，4~6 小时 1 次，口服或肌内注射，可重复使用，累计剂量不超过 800mg/d。

2. 抗抑郁药：长期剧烈疼痛影响睡眠者，可给予阿米替林，初始剂量为 25mg/d，逐渐递增至 150~250mg/d，最大剂量不超过 300mg/d，维持剂量为 50~150mg/d，分次口服；或多塞平 25~75mg/d、去甲替林 50mg/d 或氯米帕明 75mg/d，分次口服。此外，也可酌情选用氟奋乃静、齐美定、帕罗西汀等。

3. 抗惊厥药：能缓解神经痛，尤其是三叉神经痛。可选用卡马西平 100mg，每日 3 次，口服；或苯妥英钠 200~400mg/d，分次服用。

4. 局部封闭：2% 利多卡因 3~5mL，加用或不加用糖皮质激素在皮肤疼痛处浸润注射和行神经阻滞封闭，3 天 1 次。

第三节　扁平疣、寻常疣

一、扁平疣

扁平疣好发于青少年，亦称青年扁平疣。

（一）临床表现

1. 皮肤损害

皮疹为针头至绿豆或稍大的扁平光滑丘疹，直径 0.1~0.5cm，数目不一，呈圆形、椭圆形或多角形，质硬，为正常皮色或淡褐色。

2. 发病特征

青少年多见，好发于颜面、手背或前臂。大多骤然发生，无自觉症状，偶有微痒，常因搔抓而自体接种，沿抓痕呈串珠状排列，即 Koebner 现象。病程慢，若出现剧烈瘙痒和发红，往往为治愈的征兆。

扁平疣可数周或数月后突然消失，但亦可多年不愈。在所有临床型 HPV 感染中，扁平疣自发性缓解率最高。

（二）治疗

1. 一般治疗

可用液氮冷冻、电灼或激光治疗，维 A 酸乳膏或他扎罗汀乳膏外涂。亦可用氟尿嘧啶软膏点涂疣面（愈合后常遗留色素沉着），或外用肽丁胺软膏，均有一定疗效。

2. 顽固难治疗者

西咪替丁或联合左旋咪唑治疗。

3. 中药

板蓝根、大青叶、紫草、薏苡仁、凌霄花、珍珠母各 30g，红花、马齿苋、赤芍各 15g，水煎口服，每日 1 剂，连服 7～14 剂，可加局部搽药，有良效。

二、寻常疣

（一）临床表现

1. 皮肤损害

寻常疣初起为针尖至豌豆大的半圆形或多角形丘疹，表面粗糙角化，乳头样增殖，呈花蕊或刺状，为灰黄、污褐或正常肤色，表面有黑点，黑点由毛细血管血栓所致。

2. 发病特征

初发多为单个，可因自身接种而增多到数个或数十个，偶尔数个损害融合成片。多见于儿童及青少年，无自觉症状，偶有压痛。好发于手、足及足缘等处。多数寻常疣可在 2 年内自然消退。经治疗后，1 年内大约有 35% 患者复发或出现新的损害。

3. 临床亚型

（1）甲周疣：发生于甲缘，有触痛，易致皲裂而感染。

（2）丝状疣：好发于颈部、眼睑或颏部等处，为单个细软的丝状突起，呈正常肤色或棕灰色。

（3）指状疣：为在同一柔软基础上发生参差不齐的多个指状突起，尖端为角质样物质，数目多少不等。

（二）治疗

1. 一般治疗

（1）过度角化表面应削除，用液氮冷冻、电烧灼或二氧化碳激光或配合外科手术切除。

（2）刮除法：用外科刀划开疣周围皮肤，再用 5 号骨科刮匙，套入疣基底部，以 30°角用力推除，然后涂 2.5% 碘酒或聚维酮碘，压迫止血，包扎。

（3）药物法：用 0.1% 博来霉素生理盐水或 0.05% 平阳霉素普鲁卡因液注射于疣基底部至疣表面发白，每次 0.2~0.5mL，每周 1 次，2~3 次疣即脱落。

（4）外用药涂贴：涂 5% 氟尿嘧啶软膏，方法同上或三氯醋酸点涂。10% 甲醛溶液、10% 水杨酸软膏。

2. 顽固的甲周疣

试用 40% 碘苷二甲基亚砜溶液，或 5% 氟尿嘧啶、10% 水杨酸火棉胶。

3. 多发性者

应检查有无免疫功能障碍。用中药治疣汤或针灸治疗。

第四章　真菌性皮肤病

第一节　马拉色菌毛囊炎

一、概述

马拉色菌毛囊炎又称糠秕孢子菌毛囊炎，是由马拉色菌感染引起的痤疮样丘疹。该病世界范围内均有报道，但热带地区更为常见。本病无性别差异，年龄分布以青少年为主，16～40 岁为高发年龄。人体上半部毛囊皮脂腺丰富，因而为本病的好发部位。

本病的发病机制是因为皮脂腺开口于毛囊，其脂质不断分泌进入毛囊，使毛囊的局部环境似一个微小型的含脂质培养基，有利于嗜脂性的马拉色菌生长繁殖；同时该菌分泌的酯酶可分解脂质，产生游离脂肪酸，游离脂肪酸可刺激毛囊及其周围组织，从而发生炎症反应。

二、诊断

（一）临床特点

临床表现为成批出现的毛囊性半球状红色丘疹，直径为 2～6mm，有光泽，周围可见脓疱。皮疹主要分布在胸背部，但颈、面、肩、上臂等处也可见到。部分患者有瘙痒感。皮疹数目多少不等且不融合，但大小和炎症程度趋于一致。因此，临床上凡遇到典型的成批出现的毛囊性丘疹且分布在好发部位，其有日晒史或口服大量抗生素或皮质激素者，均应怀疑本病。

（二）检查要点

1. 发生于脂溢区皮肤上的群集性丘疹。

2. 丘疹的颜色、大小、炎症程度趋于一致。

3. 皮损区内很少有其他性质的损害，如粉刺、脓疱等。

4. 丘疹尽管密集但极少融合。

5. 面颈、肩背和胸部为高发区，但其余部位也可受累。

6. 部分患者有瘙痒感。

（三）辅助检查

真菌学检查：在皮疹毛囊角栓中直接镜检发现成簇的圆形或卵圆形厚壁宽颈的酵母样孢子时，则可建立马拉色菌毛囊炎的诊断。取材时应挑取或刮取一个完整丘疹及内容物。有时单取一个丘疹检查难以获得阳性结果，可多取几个，并兼顾中心区和边缘区。

（四）鉴别诊断

需与本病相鉴别的主要疾病是寻常痤疮，但后者皮损呈多样性，不仅有毛囊性丘疹，而且还间杂有黑头、白头粉刺，脓疱，甚至结节、瘢痕等，且皮疹的大小、出现时间和炎症程度彼此也有差别，加之患者病史中没有明显的上述诱因，据此不难鉴别。必要时可做真菌学检查，但有时可从痤疮皮疹中检出有马拉色菌，此时应进行综合判断。另外，还应鉴别的疾病有多发性细菌性毛囊炎、激素痤疮、痤疮样药疹等。

三、治疗

首先应消除诱发因素，然后选用唑类或丙烯胺类或吗啉类药物外用，剂型以霜剂、凝胶或溶液为宜，如能配合抗真菌沐浴露，局部洗浴效果更好。推荐使用环吡酮胺外用制剂，因为该药有较强的穿透性。由于马拉色菌深藏在毛囊内，治疗时间宜长，至少4周。对炎症反应较重或皮疹数目较多的患者应予以口服用药，如酮康唑或伊曲康唑，200mg/d，连服用14至21天，同时配合外用治疗。也可考虑用伊曲康唑的冲击疗法，即200mg，每日2次，共1周，再停药3周为一疗程，需2个疗程。亦可尝试用氟康唑，50mg每日1次，共7～14天，或150mg，每3天1次，连服4次。

四、预后评价

本病可能复发或再感染，可在痊愈期每月口服酮康唑或伊曲康唑400mg

1 次，直至天气转冷。在天热季节外出时要注意防晒，因其他疾患必须长期口服抗生素或糖皮质激素者需更加注重防护。

第二节　念珠菌病

一、概述

念珠菌病是指由念珠菌属所引起的感染。这些条件致病菌能够导致体质衰弱或免疫受损者急性或慢性的深部感染，但更为常见的是引起黏膜、皮肤和甲的感染。

念珠菌病在全球分布广泛。人群流行病学调查结果表明，相当大比例（30%~50%）的正常人的口腔和消化道中可以分离出念珠菌。健康妇女生殖道念珠菌带菌率也高达20%，说明念珠菌是人体正常菌群之一。念珠菌属中能引起疾病的有 10 余种菌，其中白念珠菌是引起各种念珠菌病最主要的病原菌。近年来不断有新的念珠菌致病的报道，如都柏林念珠菌、解脂念珠菌等。

白念珠菌栖居于正常人口腔或肠道，但平时并不致病，这有赖于机体具有多种复杂、相互依赖的机制，能防止念珠菌侵入引起感染。这些有效的防御机制既包括体液免疫也包括细胞免疫。同时，非特异性的防御机制也发挥了重要作用。即使这些机制受到轻微的损伤，也足以使白念珠菌引起皮肤或黏膜或系统的感染，若宿主损伤严重，则能引发危及生命的机会性深部感染。

二、诊断

（一）临床特点

1. 阴道念珠菌病

该病常起病突然，非妊娠期妇女多在行经的前一周发病。多数患者主诉阴道和外阴剧烈瘙痒或有烧灼感，伴有或不伴有阴道分泌物增多。有些妇女自觉每次经前复发或症状加重。沐浴或上床就寝时遇热可使瘙痒更为剧烈。患者常有尿痛和性交痛。外阴检查常发现红斑，多位于阴道口皮肤和黏膜交界处，可累及大阴唇。会阴红斑溃烂，可伴有水疱或脓疱。典型阴道念珠菌病还表现为外阴、阴道和子宫颈表面覆盖着厚厚的白色黏着性斑块。白带通常白而黏稠，含有豆腐渣样颗粒。

2. 念珠菌性包皮龟头炎

男性的生殖器念珠菌病多表现为龟头炎或龟头包皮炎。患者常有龟头黏膜破溃或刺激感，有时可见包皮下有渗出液。龟头常见大片红斑伴有斑丘疹，偶见包皮有水肿和裂隙。有时阴茎包皮和腹股沟可见瘙痒性脱屑性损害。其不应仅根据临床症状判断，因为许多其他原因也可引起龟头炎或龟头包皮炎，应从冠状沟或包皮下囊处采取标本做真菌检查。同时应检查患者有无糖尿病。

3. 皮肤念珠菌病

损害好发于皮肤皱褶部位，如腹股沟和臀沟以及乳房下等。这些部位通气不良和浸渍，使局部温暖、湿润，利于念珠菌的生长。损害亦易发生于小的皱褶部位，如指（趾）间。

浅表皮肤念珠菌病（间擦疹）通常开始表现为局部的水疱或脓疱。摩擦导致疱壁破裂，形成红色损害，具有不规则的边缘。主要损害周围常有许多小的丘疹、脓疱疹，称卫星状损害。指（趾）间念珠菌病表现为指间皮肤白色裂隙，外围有红斑。患者自觉不适并可能有疼痛感，常在同一手（足）部患有甲床炎和甲沟炎。

患病新生儿出生时或出生后不久皮肤上出现损害，为孤立的水疱或脓疱，基底红色。损害最常见于面部和躯干，并可能在 24 小时内迅速扩展至全身。这种先天性皮肤念珠菌病被认为源于子宫内或在分娩时被感染。超过 50% 的患病新生儿的母亲患有阴道念珠菌病。

有些使用尿布的新生儿臀部和肛周出现红斑损害，尽管能分离出白念珠菌，但其所起的作用仍不清楚，但不应被视为原发性念珠菌感染，因为患儿已先有刺激性皮炎的表现。

其他类型的皮肤念珠菌病还包括大的红色结节性损害。约 10% 的患有播散性深部念珠菌病的粒细胞减少患者有此类表现。

4. 甲念珠菌感染

甲念珠菌感染占甲真菌病的 5% ~ 10%，分为三种类型：念珠菌性甲沟炎、甲板远端念珠菌感染和慢性黏膜皮肤念珠菌病的甲板累及。念珠菌性甲沟炎常从甲沟近端皱襞开始发生，表现为甲皱襞肿胀、红斑伴疼痛。肿胀常使甲小皮与甲板分离。以后病菌由近端侵犯甲板，在甲板近端和侧面出现白色、绿色或黑色色斑，以后逐渐侵犯甲板远端。甲板渐变混浊，出现横沟或纵嵴或点状凹陷。甲板变脆并与甲床分离。

（二）检查要点

1. 发生在黏膜部位的损害多有典型的损害特征。

2. 发生于皮肤部位的损害多位于皱褶处或间接处。

3. 念珠菌喜好潮湿环境，故红斑性皮损表面多湿润。

4. 伴有甲沟受累的甲真菌病多由念珠菌引起。

5. 深部念珠菌病大多为机会性，患者多有不同原因引起的免疫受损。

6. 浅部念珠菌病的损害具有特征性，而深部念珠菌感染不具有特征性。

7. 念珠菌病的发生多和个人遗传素质、人口学特征、伴发疾患以及免疫状态有关。

（三）辅助检查

实验室检查：念珠菌病的诊断必须结合典型症状、体征和镜检或培养。后者的敏感性和可靠性约为90%，前者仅约为40%。阴道拭子标本应取自阴道侧壁或后穹隆，拭子应滞留30秒后再拿出，再置于转运培养基中送至实验室。间擦部位念珠菌病损害不典型，诊断常很困难。用拭子和刮屑分离培养出白念珠菌有时并无临床意义，因为白念珠菌可常常暂时栖居在这些部位。若用显微镜在采取的标本中找到假菌丝则更有诊断意义。甲沟念珠菌病的诊断依赖受累甲沟的特殊临床表现，但更要依赖直接镜检和培养的证实。采取标本可使用一次性微生物环或浸湿的拭子，应从肿胀的甲沟壁或甲沟下采取标本。有时轻压甲沟可获取脓液。近端甲板损害的直接镜检或培养有时十分困难，但取自甲板远端、侧缘损害和甲下碎屑的标本则常可确定诊断。

诊断念珠菌感染需在无菌体液（如血液、脑脊液、支气管肺泡灌洗液、腹腔液等）中培养出念珠菌，在开放部位的取材中除非见到大量的孢子或假菌丝，否则无诊断意义。

（四）鉴别诊断

阴道念珠菌病仅为白带增多的原因之一，所以应与一些疾病如细菌性阴道炎、滴虫病、衣原体、淋球菌感染等做鉴别，也应包括排除其他原因，如疱疹、接触性皮炎、银屑病和过敏（包括局部使用抗真菌制剂）等所引起的黏膜瘙痒。

皮肤和甲板的念珠菌感染也要注意和相应部位的非念珠菌真菌感染以及皮炎湿疹类、变态反应类和营养不良性疾患相鉴别。真菌培养是鉴别的最重要的依据。

三、治疗

（一）阴道念珠菌病

多数初发阴道念珠菌病患者局部使用制霉菌素或咪唑类药物即可治愈。现有多种咪唑类药物制成的外用抗真菌制剂可供临床治疗阴道念珠菌病应用，包括霜剂和栓剂。这些药物与制霉菌素相比，有更高的治愈率，疗程更短，且具有很低的复发率，安全，局部外用不良反应很少。使用的时间为 1~6 个晚上。短疗程可得到患者好的依从性，但对首次发病患者的使用不应少于 6 个晚上。

口服伊曲康唑和氟康唑可用来短程治疗阴道念珠菌病。口服疗法虽比局部外用治疗昂贵却更受患者欢迎。对初发患者，氟康唑为单剂 150mg 口服，而伊曲康唑为 200mg，服用 2 次，中间间隔 8 小时，与食物同服。对再次发作者可酌情增加剂量，如氟康唑 150mg/d，隔日 1 次，连续 3 次，或伊曲康唑 200mg/d，连用 4 天。国内有医生尝试用特比奈芬口服，150mg/d，共 7 天，疗效亦尚可。

（二）念珠菌性包皮龟头炎

治疗男性生殖道念珠菌病应使用生理盐水局部冲洗或局部外用抗真菌霜剂。制霉菌素外用，早晚各 1 次，至少连续 2 周。克霉唑、益康唑、咪康唑或联苯苄唑霜剂外用，早晚各 1 次，至少 1 周。女方性伴侣也应予以检查。男性若治疗无效，应考虑是否可能是其他感染或非感染性原因所致。口服氟康唑或伊曲康唑也有良效，男性剂量要稍大于女性患者。

（三）皮肤念珠菌病

多数皮肤念珠菌病患者局部外用制霉菌素、咪唑类或丙烯胺类药物治疗有效。如感染与其他一些疾病如糖尿病等有关，也必须进行其他疾病的治疗。抗真菌制剂联合皮糖质激素甚至抗生素局部外用常能取得更好的疗效，如复方克霉唑、复方益康唑等。

患有尿布皮炎伴发念珠菌感染的婴儿也应使用复方制剂。推荐使用制剂中的激素应为氢化可的松等弱效激素而不是其他较强的激素，以避免局部不良反应。还应指导患儿的母亲去除引发疾病的刺激因素。先天性皮肤念珠菌病的预后良好，数周后常能自愈。局部外用抗真菌药物如制霉菌素或咪唑类药物能加速痊愈。

（四）甲念珠菌感染

念珠菌性甲沟炎若仅限于甲皱襞，外用咪唑类或特比萘芬常能治愈。患者务必采取措施避免甲沟的浸渍。如果累及近端甲板，多需口服药物治疗。局限性的甲板远端感染（受累面积小于全甲面积的 2/3）可用 5% 阿莫罗芬搽剂（每周 1 次）或 28% 噻康唑溶液（早晚各 1 次）或 8% 环吡酮胺局部（开始每周 3 次，3 个月后每周 2 次，再 3 个月后每周 1 次）外用治疗，疗程 6 个月以上。

对于严重的甲板感染，仅局部外用药物就很难奏效了。口服伊曲康唑对此类患者是一线选择。方法为短程冲击疗法，每日 400mg 连续 1 周，停 3 周，连续 2~3 个疗程，能治愈多数指（趾）甲甲板的感染。特比萘芬（250mg/d）亦可应用，常需连续治疗 9~12 周。氟康唑每周 150mg，连续 12~16 周也有效。

（五）慢性黏膜皮肤念珠菌病

多数患者经短程抗真菌治疗后，其口腔和皮肤的损害会消退，但治愈甲板感染所需的时间要长得多。除非患者的免疫缺陷得到改善，否则感染会复发，皮损的消退只是暂时的。伊曲康唑和氟康唑虽不一定比以前的咪唑类药物更有效，但长期使用却更为安全。合用免疫增强剂会有利于病患的好转或恢复。

（六）深部念珠菌病

与其他深部机会性真菌感染一样，深部念珠菌病一旦确诊要及时救治，因为预后的好坏与能否早期诊治关系很大。目前的一线用药仍是两性霉素 B，念珠菌一般对其高度敏感（MIC <0.1μg/mL）。开始剂量为 0.5~1mg/（kg·d），加到 5% 葡萄糖液中静脉滴注，根据机体耐受情况逐渐增大到 3~4mg/（kg·d），

最大不超过 5mg/（kg·d）。为了克服该药较为严重的不良反应，尤其是肾脏毒性，近年来新上市的两性霉素 B 脂质体，具有提高疗效和降低毒性的显著特点，但价格十分昂贵。用法为从 0.1mg/（kg·d）开始逐渐增大到 3~5mg/（kg·d）。专家建议同时合用 5-FC（5-氟胞嘧啶），剂量为 150mg/（kg·d），口服或静脉滴注，这样可以产生协同作用并有效防止产生耐药性。如此治疗 6~8 周后，待患者症状明显消退且真菌检查呈阴性后，可改用氟康唑维持治疗，200~400mg/d。对一开始就因肾功能不全或不能耐受小剂量两性霉素 B 的患者可用氟康唑或伊曲康唑溶液静脉给药，如用前者可采用 400~800mg/d，播散性病例可增至 1 000~1 200mg，后者也可用至 400~800mg/d。对有严重细胞免疫缺陷的患者可合用免疫增强剂或免疫调节剂，如 IL-2、TNF 等。

四、预后评价

浅部念珠菌病一般预后良好，但积极纠正诱发因素对有效防止复发很有帮助。例如，念珠菌性阴道炎患者慎用抗生素、激素、避孕药，对维持阴道内微生态菌群的平衡十分重要；手部皮肤和甲的念珠菌感染往往与长期或密切接触水有关；偏胖的年轻女性尽量不穿牛仔裤等紧身裤等。深部念珠菌病则危害较大，预后是否良好很大程度上取决于能否得到早期诊断和正确治疗。对那些严重免疫低下的住院高危患者建议预防性服用小剂量抗真菌药物，如氟康唑和伊曲康唑，剂量为 100~200mg/d，以保持一定的血药浓度，一是能有效降低体内寄居真菌的数量，二是可抵御刚入侵的少量真菌。但要注意有诱导耐药的隐患。

五、最新进展与展望

现已明确白念珠菌的毒力因子至少包括 4 种：①形态转换，即由寄生状态的酵母相转变为具备侵袭能力的菌丝相。表型转换在白念珠菌致病中起着毒力作用，容易入侵和逃避宿主的防御。②黏附因子，是念珠菌黏附于宿主细胞的生物分子，使念珠菌具有黏附宿主上皮细胞的能力，是其致病的首要条件。白念珠菌黏附上皮主要依靠其表面类似于哺乳类动物细胞蛋白受体的成分完成。③分泌型蛋白水解酶，使机体细胞之间的连接破坏并产生组织损伤，其中最重要的两种酶是分泌型天冬氨酸酶（Saps）和磷脂酶（PL）。④免疫下调，研究发现白念珠菌胞壁抗原具有下调宿主细胞免疫力的作用。其他念珠菌的毒力不及白念珠菌强，感染频率也较低，但致病机制基本一致。

念珠菌对唑类和其他抗真菌药物产生耐药性是当前临床抗真菌治疗面临的严峻问题，其耐药机制已成为研究热点，已明确的有唑类药物靶酶编码基因的突变或表达上调、药物流出泵蛋白活性增强等。另外，念珠菌在体内生成生物膜也是其耐药的重要原因。

第三节　放线菌病

一、概述

放线菌病为一种进行性、慢性、化脓肉芽肿性疾病，常表现为脓肿、结节，溃破形成瘘管、窦管，在脓液中可找到硫磺样颗粒。放线菌属于原核生物，但其能产生与真菌类似的菌丝和孢子，其引起的疾病表现也与真菌病难以鉴别，所以医学界习惯将放线菌病并入真菌病中论述。放线菌分为需氧性和厌氧性两大类，前者中最常见的为人型放线菌（以色列放线菌），其次为牛型放线菌，多感染动物，还有赖斯兰德放线菌、龋齿放线菌等。放线菌为人类口腔、牙垢、扁桃体上的正常菌群。易感因素为机体免疫降低、局部外伤等。

二、诊断

（一）临床特点

1. 部位

放线菌感染最好发于面颈部（60%～63%），接下来依次为腹部（18%～28%）、胸部（10%～15%）、其他部位（8%左右）。

2. 颈面型放线菌病

此病最常见，好发于颈面交界处及下颌角、牙槽嵴。初发为局部轻度水肿和疼痛或无痛性皮下肿块，逐渐变硬、增大，继而软化形成脓肿，破溃后出现窦管，排出物中可见淡黄色硫磺样颗粒，脓肿周围可形成肉芽肿。

3. 皮肤型放线菌病

皮肤正常结构破坏易造成感染，局部皮下结节，后软化、破溃，形成窦管，排出物中可见硫磺样颗粒。

4. 胸部型放线菌病

从口腔吸入，也可从其他部位播散感染，多见肺门和肺底，为急、慢性肺部炎症，感染波及胸壁后，穿透出现窦管，可见含硫磺样颗粒。

5. 腹型放线菌病

最常见为肠道感染，好发回盲部，表现类似急性、亚急性、慢性阑尾炎，继而出现不规则肿块，与腹壁粘连，穿破形成窦管，排出脓液中可见硫磺样颗粒。

6. 脑型放线菌病

此病较少见，临床表现与细菌性脑部感染类似。局限性脑脓肿型，临床表现为占位性病变体征；弥漫型，出现脑膜炎，类似细菌性脑膜炎的症状、体征。

（二）检查要点

1. 好发于面颈部，尤其是颈面交界处及下颌角、牙槽嵴。

2. 典型皮损呈先硬后软再破溃的肿块。

3. 肿块破溃后形成窦管并排出硫磺样颗粒。

4. 部分患者有明确的局部外伤史。

5. 除皮肤型外，累及胸部和腹部的炎症也可形成窦管并见硫磺样颗粒。

（三）辅助检查

1. 真菌学检查

关键是从送检标本查找硫磺样颗粒。

直接镜检：颗粒用 KOH 或生理盐水制片，低倍镜下呈圆形或弯盘形，周边放射状排列透明的棒状体。革兰染色油镜下可见革兰阳性纤细、互相缠绕的菌丝体和圆形、杆状菌体。抗酸染色阴性。

培养：在脑心浸液血琼脂培养基中，于 CO_2 厌氧环境下，菌落呈白色或淡黄色粗糙而不规则结节状，紧贴于培养基表面。

2. 病理学检查

广泛炎性浸润；炎性坏死及脓肿，炎性肉芽组织增生，紫红色云雾状放线菌菌落团，革兰染色有放线菌。

（四）鉴别诊断

临床上表现为面颈部硬性肿块不能确定为肿瘤者、持续肺部慢性感染或肺脓疡者、胸腔积液疗效不佳者，腹部硬性包块或术后切口形成接管者，均应考虑放线菌病。该病应注意与结核病、奴卡菌病、深部真菌病、细菌性或阿米巴肝脓疡、恶性肿瘤、阑尾炎、细菌性骨髓炎等鉴别。

三、治疗

放线菌病：强调早期治疗、合理用药、疗程足够。

（一）药物治疗

首选青霉素，200 万 ~ 2 400 万 U/d 静脉滴注，连用 2 ~ 6 周或更长，后改为青霉素或阿莫西林口服半年至 1 年，近年主张个性化治疗。磺胺类药物可加强青霉素疗效，常用复方新诺明口服 1 ~ 2g/d。青霉素过敏者可选用红霉素、四环素、利福平、克林霉素或头孢类抗生素，但剂量宜大，疗程稍长。

（二）手术切除

病灶局限者可通过手术切除，尽量清除病灶并配合药物治疗、不能切除者应切开引流，使其充分透气，改变厌氧环境，以不利于放线菌生长。

（三）其他

对颈面部浅在病灶，在药物治疗的同时可配合 X 线局部照射；亦可充分开放伤口，用过氧化氢溶液冲洗，以 2% 普鲁卡因稀释青霉素于病灶周围浸润及窦管内灌注。

四、预后评价

如能做到早期诊治，合理用药，疗程足够，则本病预后良好。对于发生在深部的放线菌感染，其良好预后还取决于综合措施的科学实施，包括脓液引流等。

五、最新进展与展望

病原菌常通过龋齿、牙周脓肿、拔牙后黏膜破损处、扁桃体化脓灶、扁桃体摘除术后侵入黏膜下组织，或经唾液腺、泪腺导管进入腺体引起面颈部放线菌病。含放线菌的脓液被吸入支气管内，可致胸部放线菌病。放线菌被吞服后沿消化道破损处或经腹壁外伤伤口感染可引起腹部放线菌病。因此，皮肤或内脏黏膜的破损，是放线菌能深入组织内致病的重要条件。损害中如并发细菌感染，则会造成厌氧环境，更有利于放线菌生长致病。极少数免疫缺陷者在感染致病性较强的菌株时可引起血行播散，甚或出现中枢神经系统放线菌病。病原菌通常是由局部通过窦管向周围蔓延，侵犯皮肤、皮下组织、肌肉、筋膜、骨骼及内脏，而并非经淋巴管播散。

第五章　衣原体立克次体和螺旋体感染性疾病

第一节　衣原体感染性皮肤病

衣原体是一组专在细胞内寄生的微生物，具有 DNA 或 RNA 两型核酸，呈球形或椭圆形，直径大小为 200～500nm，革兰染色阴性，具有肽聚糖形成的细胞壁，有核糖体及各种代谢所需的酶，多种抗生素能抑制其生长。衣原体有独特的发育周期，有两种发育型：①感染型，即原体，适应于细胞外生存。②复制型，即始体，是细胞内的，无感染性，在宿主细胞外很不稳定。原体附着于易感细胞表面，通过细胞吞饮作用而进入细胞内。在感染早期，原体变为始体，后者按二分裂方式繁殖，在宿主胞质内形成包涵体。随后始体分化为原体，随易感细胞破裂释放从而感染其他细胞。

目前已发现 13 种衣原体，而引起人类感染的主要有沙眼衣原体和鹦鹉热衣原体。依感染衣原体的种类和血清型别的不同，在人类身上可引起的疾病有沙眼、包涵体性结膜炎、非淋菌性尿道炎、附睾炎、宫颈炎、子宫内膜炎、输卵管炎、直肠炎、新生儿肺炎、性病性淋巴肉芽肿及鹦鹉热。本节介绍与皮肤病有关的鹦鹉热及可能由衣原体感染所致的 Reiter 病。

一、鹦鹉热（鸟疫、饲鸟病）

鹦鹉热（鸟疫、饲鸟病）是由鹦鹉热衣原体引起的以呼吸道感染伴全身症状为特征的疾病，其病原体最先从鹦鹉体内分离出来，故名为鹦鹉热。但后来发现有多种鸟类都可传染此病，因此，此病又被称为鸟疫或饲鸟病。该病易被漏诊。

（一）流行病学

本病 1892 年被首次报道，曾在 1930 年引起大规模的流行。感染率无种族、性别差异，各年龄段都可见感染，尤以中年人更常见。一般多见于动物园、家禽农场工作者等人群，极个别可发生人传人的病例，这些病例往往比鸟类获得性感染病例更严重。

（二）病因

本病的病原体是鹦鹉热衣原体，存在于鹦鹉、鸽子、鸭、海鸟等 130 多种鸟类的胃肠道及呼吸道，可经呼吸道吸入、接触鸟类排泄物或呼吸道分泌物引起感染。

（三）临床表现

临床表现多样，轻者隐匿发病，重者发生重型肺炎。

1. 潜伏期

潜伏期为 1~2 周，大多急剧发病，有寒战、发热、头痛、不适等全身症状。

2. 皮疹

严重患者由于广泛的血管受损，可出现伤寒样的玫瑰疹，某些患者可发生结节性红斑和（或）多形性红斑。

3. 呼吸道表现

出现咳嗽、咽痛、鼻出血、胸痛等非特异性上呼吸道感染症状，多在病后 2 周痊愈。严重者可发生重型肺炎、肺栓塞和肺梗死。

4. 其他系统损害

当出现肺炎合并脾大的表现时，往往提示该病可能引起相对性心动过缓、心肌损害、脑膜炎、弥散性血管内凝血、中毒性休克等。

（四）辅助检查

白细胞显著减少，血沉可增高。大部分病例有胸片异常表现，多数表现为单侧肺下叶的密度增高影或双侧结节状、粟粒状阴影以及间质性肺炎，极少数患者有胸膜渗出。影像学异常平均 6 周内消退。血清学检测是诊断的主要依据，可用微量免疫荧光法（MIF）或补体结合试验（CF）检测抗体，病程中血清抗体滴度较 2 周前增高 4 倍以上或 MIF 法测 IgM 滴度≥1 ：16 可诊断。MIF 及巢氏 PCR 法可将鹦鹉热衣原体与其他衣原体鉴别开来。

（五）病理学检查

肺部病理主要为气管炎和间质性肺炎的表现。可发现巨噬细胞内的胞质包涵体。

（六）诊断与鉴别诊断

1. 诊断标准

诊断主要依靠病史、临床表现和实验室辅助检查。确诊则要依靠从患者呼吸道及痰液分离出的病原体以及在发病 10 天后血清内发现补体结合的抗体。

2. 鉴别诊断

（1）布鲁杆菌病：全身性布鲁杆菌病患者初起时有头痛、背痛及间歇性发热，部分患者也有玫瑰疹样皮疹，与鹦鹉热相似。但布鲁杆菌病患者有牛、羊、猪接触史，而非禽鸟接触史（但不排除同时接触了禽鸟），可分离出布鲁杆菌，特殊血清凝集素反应阳性。

（2）伤寒：鹦鹉热患者急性起病，有发热、不适感，严重患者出现伤寒样的玫瑰疹，故需与伤寒鉴别。伤寒的临床特征为持续发热、相对缓脉、全身中毒症状与消化道症状、玫瑰疹、肝脾大与白细胞减少。肥达反应阳性，血培养、骨髓培养可检出伤寒沙门菌，以此与鹦鹉热鉴别。

（3）其他病原菌引起的肺炎：包括细菌、真菌、病毒。可根据影像学检查、痰培养、血清学检查结果进行鉴别。

（七）治疗

主要是抗生素治疗。四环素对本病有特效，剂量为每次 500mg，每天 4～6 次，共 10 天。儿童及孕妇可选用红霉素。复发病例应延长治疗至 3～4 周。

（八）并发症的诊断、治疗和预防

及时诊断和合理治疗是预防并发症的关键。严重病例可能会发生急性呼吸衰竭，出现呼吸困难、发绀、烦躁等，严重低氧血症、酸中毒可引起心肌损害，亦可引起周围循环衰竭。肝、肾功能受影响时出现转氨酶与血尿素氮升高，还可导致应激性溃疡，引起上消化道出血。动脉血气分析诊断呼吸衰竭的标准是：在海平面、标准大气压、静息状态、呼吸空气条件下，$PaO_2 < 60mmHg$，伴或不伴 $PaCO_2 > 50mmHg$。通过胸部影像学检查可了解肺部病变情况。

治疗原则是病因治疗，保持呼吸道通畅，纠正缺氧及二氧化碳潴留和酸碱失衡所致的代谢功能紊乱。病因治疗主要是联合应用抗菌药物，四环素、红霉素、克林霉素、头孢曲松、利福平、莫西沙星等都可选择。其他按内科原则处理，必要时转 ICU 处理。

（九）预后

经合理的抗菌药物治疗后死亡率小于1%。如出现低氧血症和肾衰竭情况，通常提示预后不良。

二、Reiter 病

Reiter 病又称 Reiter 综合征、尿道—眼—滑膜综合征、黏膜—皮肤—眼综合征、感染性尿道关节炎、Feissinger – LeRoy – Reiter 综合征、组织抗原病等。

（一）流行病学

本病的三联征最早于1916年被报道，于1942年相关学者将之描述为一种综合征。总体发病率难以评估，与触发感染因素及遗传易感性有关，但好发于年轻男性，男女发病率之比约为5∶1，且多为泌尿生殖道感染后发生的 Reiter 综合征。儿童患者多为痢疾后 Reiter 综合征。白种人较黑种人更易受累。

（二）病因

本病病因尚未明确，目前学者主要认为其与以下几方面有关：

1. 感染

相关学者最早提及 Reiter 病由螺旋体所引起，后来又有人认为 Reiter 病与淋病、痢疾、HIV 感染有关。近年来，主要怀疑与衣原体及支原体引起的下泌尿及生殖系统感染有关。但这些感染因素的致病作用尚不清楚。

2. 遗传易感性

本病主要发生于具有 HLA – B27 抗原的青年男性，且家庭兄弟（包括双胞胎）都患病。80%的 Reiter 综合征患者 HLA – B27 阳性，而伴有骶髂关节炎、眼葡萄膜炎或主动脉炎的患者的阳性率则上升到90%～100%。

3. 免疫因素

细胞免疫介质、细胞因子或 T 细胞的产生与诱导异常可导致 Reiter 综合征。

有报道称，HLA – B27 分子内的一个氨基酸序列可与微生物的肽链结合，并提呈给 CD8$^+$T 细胞，引发免疫损伤。使用干扰素或其他免疫调节药如卡介苗、乙型肝炎疫苗等，也可诱发 Reiter 综合征。

（三）临床表现

临床表现为特征性的三联征：尿道炎、结膜炎及关节炎，但只有很少的患者具备典型的三联征。可能伴有皮肤黏膜病变、胃肠道和心血管系统受累表现。急性发作阶段常伴有发热、乏力、头痛等症状。

泌尿系统症状：主要为尿道炎，急性期有血尿、尿痛、尿道有脓性或血性分泌物，类似淋病或与淋病同时存在。亚急性期症状较轻，尿道分泌物清亮而有黏性。可伴有膀胱炎、前列腺炎、精囊炎。女性患者可发生阴道炎和宫颈炎，但一般症状轻。

眼部病变：约半数患者发生结膜炎，常为双侧性，短时间内可自行消失。睑结膜发生紫癜和呈绒毛样改变为其特征性表现。部分患者发生虹膜炎或虹膜睫状体炎，对复发性虹膜炎患者，要注意排除 Reiter 病的可能。角膜炎、角膜溃疡少见，偶有视神经炎。

关节病变：常见为关节炎，多发性、对称或不对称，急性起病，活动时疼痛剧烈，伴皮肤及软组织红肿发热。多累及膝、踝、趾间关节，单侧或双侧足跟疼痛是常见症状，较少见于上肢的肩、肘、腕关节。有时伴有骶髂关节炎、强直性脊柱炎、跟骨骨膜炎。慢性期类似类风湿关节炎表现，病程持久者可发生关节畸形及软组织萎缩，甚至致残。

皮肤黏膜症状：皮肤主要表现为类似于蛎壳状银屑病和角化性皮肤病的症状。皮损初起为黄色小水疱，常见于头部、掌跖部、会阴部，而后成为脓疱，水疱破裂融合成糜烂面或疱液吸收，局部皮肤角化过度、结痂和脱屑，痂皮和鳞屑堆积形成蛎壳样皮疹。类似于角化性皮肤病者的受累范围及程度不一，轻者仅累及局部皮肤，重者则全身皮肤广泛性角化过度，疑似红皮病。趾周一般有很厚的干燥性角质痂，多发性皮损融合扩展到整个跖部。甲下起小脓疱，逐渐扩大，然后脓被吸收，可反复发作，逐渐发生角化，致甲板增厚、变脆、失去正常光泽，类似银屑病甲。龟头黏膜特征性病变为干燥性环状龟头炎，初起为水疱，直径为 2 ~ 3mm，不久破溃，形成无痛性浅表糜烂面，表面结痂，并融合成多环状，可累及包皮及冠状沟。女性阴道黏膜可见类似的损害。颊、腭和舌黏膜起红色小丘疹，四周绕以白色晕，破后形成糜烂面，并可能诱发严重的口炎。口腔还可见多形红斑样皮疹和阿弗他口腔炎表现。

以上 4 组病变可同时存在也可先后发生，一般先出现关节和尿道病变，后出现皮肤和黏膜病变。有的仅出现 2 或 3 组病变，有的症状轻微易被忽略。病程中可出现胸膜炎、心内膜炎、心包炎、心肌炎、主动脉瓣关闭不全、心脏传导阻滞、肾盂肾炎、周围神经病变、血栓性静脉炎等。

儿童患者多为痢疾后型 Reiter 综合征，最常见的为结膜炎。累及承重部位的下肢大关节炎是最突出的症状。

（四）辅助检查

无特征性改变。急性阶段白细胞增多，血沉加速，类风湿因子阳性。关节渗出液蛋白增加，培养常为无菌性。

（五）病理学检查

早期皮损改变类似脓疱性银屑病，表皮角化过度、角化不全、表皮突延长，表皮内白细胞浸润形成海绵状脓疱，陈旧性皮疹海绵状脓疱消失。真皮内有大量中性粒细胞浸润。口腔黏膜显示角化过度、棘层肥厚、表皮突延长及表皮内微脓疡。滑膜组织早期为非特征性炎症，后期为类风湿关节炎样改变。

（六）诊断与鉴别诊断

1. 诊断标准

典型病例根据非特异性尿道炎、眼结膜炎、关节炎（尤其下肢承重关节）和皮肤黏膜病变可诊断。不典型病例需经一段时间随访才能确诊。

2. 鉴别诊断

（1）白塞病：具有口腔溃疡、眼部损害、生殖器溃疡及皮肤损害者，主要和白塞病鉴别，白塞病多以口腔溃疡为首发表现，皮损呈圆形或椭圆形疼痛性溃疡；眼部损害主要为虹膜睫状体炎；生殖器病变为硬而痛的溃疡，一般不发生尿道炎；皮肤损害常见结节性红斑样皮损、毛囊炎样皮损、针刺反应阳性（同形反应）。

（2）银屑病：Reiter 病的蛎壳样皮疹应与蛎壳状银屑病鉴别，后者一般无眼部症状，尿道炎少见，典型皮损具有薄膜现象和点状出血。银屑病关节炎多累及手、足小关节，关节病变常与皮损同时出现或先有皮损，后有关节症状。

（3）类风湿关节炎：多见于中青年女性，关节病变多对称性累及掌指小关节，呈梭形肿胀，有晨僵现象。多不伴有尿道炎。血清类风湿因子升高，X线片可见关节间隙的狭窄。

（七）治疗

衣原体阳性尿道炎者，予四环素或红霉素 0.5g，2/d，也可选用米诺环素或多西环素 0.1g，一日两次，连续 7~14 天。如有淋球菌感染，可用头孢曲松 0.25g，单次肌内注射。

皮肤黏膜损害通常于数月内自行消失，外用皮质类固醇会对其有帮助。严重眼部病变影响视力者可予皮质类固醇治疗。环孢素对严重复发病例有效。关节病变治疗见并发症的治疗。

（八）并发症的诊断、治疗和预防

主要并发症为慢性关节病变。关节 X 线检查早期示骨质疏松、软组织肿胀，后期有新骨形成、关节腔变窄、边缘骨质破坏等改变。关节病变急性期应充分休息，并选用非甾体消炎药，可用吲哚美辛 75~100mg/d，或布洛芬 0.2~0.3g/d，或保泰松 200~400mg/d，分 3 次给药。慢性期的关节疼痛和功能障碍可口服吲哚美辛，严重顽固的病变可用氨甲蝶呤口服或注射，或硫唑嘌呤，1~2mg/（kg·d），分次服用，连续 8~12 周。多关节受累严重时可另服泼尼松 40~60mg/d，好转后逐渐减量。也有报道用异维 A 酸，0.5~1mg/（kg·d），或阿维 A 每日 30~50mg 也能减轻关节症状。雷公藤多苷片 20mg 口服，一天三次，对关节及眼症状均有显著疗效。除了药物治疗，物理治疗对恢复及维持关节功能也很重要，急性期病变得到控制后应马上开始物理治疗。慢性关节炎功能显著受损者可做滑膜切除术。

（九）预后

部分患者发作一次后获得缓解，多数患者反复发作数年之后才逐渐缓解。预后大多良好，少数患者可死于消化道大出血和某些严重并发症，或发生关节固定、视觉缺失的后遗症。合并 HIV 感染者，预后很差。

第二节 立克次体感染性皮肤病

立克次体是一类严格细胞内寄生的原核细胞型微生物，其大小介于细菌与病毒之间，被认为是真正细菌。其形态以球杆状或杆状为主，直径约 500nm，在普通显微镜下即可见到。革兰染色阴性，具有细胞壁，含 DNA 和 RNA，以二分裂方式繁殖。节肢动物为立克次体的寄生宿主、储存宿主和传播媒介，当节肢动物叮人吸血时可将之传于人。引起人类感染的立克次体主要有 4 类，即斑疹伤寒类、斑点热类、恙虫病及 Q 热，可引起许多症状，除 Q 热无发疹外，其他皆可引起皮疹。

立克次体对多种抗生素敏感。但由于立克次体缺乏细胞壁，青霉素和头孢霉素类抗菌药物对其无效。而磺胺可刺激其增殖，故不宜使用该类抗生素治疗立克次体引起的疾病。

一、流行性斑疹伤寒

流行性斑疹伤寒又被称为典型斑疹伤寒、虱传斑疹伤寒。

（一）流行病学

在世界各地均可发生流行。婴幼儿发病率低，多见成年人感染。

（二）病因

病原体为普氏立克次体，传播媒介是人虱，患者是唯一传染源。当虱叮咬人时，立克次体随粪便排泄于人的皮肤上，并经搔抓过的伤口进入人体，亦可经呼吸道或眼结膜发生感染。立克次体进入血流后增殖引起菌血症，同时在小动脉、小静脉及毛细血管内皮细胞中增殖，导致内皮细胞肿胀及继发多器官血管炎，该过程还可能导致血栓形成，白细胞、巨噬细胞及血小板沉积形成小瘤。血栓形成可导致肢端、鼻尖、耳垂及外生殖器官等末端部位的坏疽。同时还可造成胶质丢失，并继发低血容量、组织低灌注及可能的器官衰竭，还常见电解质紊乱。

（三）临床表现

潜伏期为 7~14 天，起病突然，有高热、剧烈头痛、肌痛、面部潮红、结膜充血等。多数患者起病 7~8 天后出现皮疹，为淡红色或鲜红色充血性斑疹，由腋窝、躯干两侧迅速蔓延到身体其他部位，但不累及面部、掌跖部。1 周后斑疹转为紫癜样损害，重者可互相融合，指、趾、鼻及耳翼处可发生坏疽。多系统血管炎累及其他器官时出现相应症状，例如，中枢神经系统受累出现精神迟钝甚至是昏迷。

（四）辅助检查

由于血清学检查结果要在起病后一段时间（至少起病 1 周后）才显示阳性，故当病史及临床表现提示为该病时应立即开始治疗，以防出现并发症，而后再进行一系列的实验室检查。

患者血清对变形杆菌 OX19 抗原的外斐反应呈阳性，外斐反应的滴度大于或等于 1∶160 或病程中呈 4 倍以上增高者即可被诊断为斑疹伤寒，但要结合临床症状排除假阳性。利用间接免疫荧光法可测出特异性 IgM，用于早期诊断，亦可检测特异性 IgG，两者同时检测可鉴别原发性流行性斑疹伤寒或复发型流行性斑疹伤寒（后者仅有 IgG 抗体）。立克次体凝集试验及特异性补体结合试验可明确致病的立克次体种类，后者还可用于流行病学调查。还可取血清或皮肤活检标本进行 PCR 检测。病原体分离一般不用于临床诊断。

（五）病理学检查

组织切片行 Giemsa 或 Gimenez 染色可显示立克次体。

（六）诊断与鉴别诊断

1. 诊断标准

主要是根据病史及临床表现诊断，通过血清学检查可确诊。

2. 鉴别诊断

（1）地方性斑疹伤寒：呈地方性散发，无明显季节性，病情较轻，皮疹较少，出血性皮疹极少，多不累及神经系统，患者血清对莫氏立克次体有凝集反应。

（2）回归热：亦由虱传播，发热急起骤退，间断数日可再次发热，有全身痛及肝脾大等症状。血及骨髓涂片可检出螺旋体。但需要注意同一患者可同时发生流行性斑疹伤寒与回归热。

（3）伤寒：临床特征为持续发热、相对缓脉、全身中毒症状与消化道症状、玫瑰疹、肝脾大与白细胞减少。玫瑰疹多发于病程 7 ~ 13 天时，直径为 2 ~ 4mm，压之褪色，多在 10 个以下，分批出现，多在 2 ~ 4 天内消退。肥达反应呈阳性，血培养、骨髓培养可检出伤寒沙门菌。

（4）流行性出血热：早期亦有发热、头痛、出血性皮疹，但本病除了发热与出血外，肾损害也是主症，典型患者有发热期、低血压休克期、少尿期、多尿期及恢复期 5 期经过。可由血清学检测出流行性出血热病毒 IgM 而确诊。

（七）治疗

1. 病原体治疗

需隔离患者，并进行灭虱和消毒。四环素和氯霉素对其有特效。四环素：成人每日 2g，儿童 25mg/kg，分 3 ~ 4 次口服。一般用药后 1 ~ 2 天开始退热，体温正常后继续用药 3 ~ 5 天。亦可用多西环素，口服或静脉注射，剂量为成人 200mg，一日两次，使用 3 天，而后改为维持剂量 100mg 一日两次，用至热退后 48 ~ 72 小时；小于 8 岁儿童不推荐使用，8 岁以上儿童用法同成人。氯霉素疗效同四环素，但不良反应较大而不作为首选。

疑诊病例应尽早开始治疗，如使用抗生素治疗 48 ~ 72 小时后病情仍无改善则考虑更改诊断方案。

2. 对症治疗

有严重毒血症症状伴低血容量者可考虑补充血浆、右旋糖酐等，并短期应用肾上腺皮质激素，必要时加用血管活性药物如肝素等。剧烈头痛及出现谵妄者给予止痛药和镇静药。出现心功能不全情况时采用强心药。

（八）并发症的诊断、治疗和预防

最常见的并发症为支气管肺炎，出现气促、胸痛等。X 线片显示肺部浸润影。按上述病原体治疗即可，但要通过静脉途径给药。其他一般对症处理。要注意排除继发细菌性肺炎，如发生则予相应的抗生素治疗。

（九）预后

如治疗及时，则预后良好。出现并发症者预后取决于并发症的严重程度及患者一般情况。

二、散发性斑疹伤寒

散发性斑疹伤寒又称为 Brill – Zinsser 病，是复发性流行性斑疹伤寒，可于原发性流行性斑疹伤寒痊愈数年后复发。临床表现与原发者相似，但症状较轻，皮疹较少或无。血清学检查可显示抗立克次体 IgG 的升高，而无 IgM 的升高。治疗方法同原发性流行性斑疹伤寒。

三、地方性斑疹伤寒

地方性斑疹伤寒亦称为鼠型斑疹伤寒。

（一）流行病学

在世界各地散发，主要发生在非洲和南美洲。近年来我国本病发病率亦明显降低，但在一些地区如河北及西安等地，仍有本病发生及流行。

（二）病因

病原体为斑疹伤寒立克次体（或称莫氏立克次体），储存宿主是鼠，鼠间流行通过鼠蚤和鼠虱，再由鼠蚤传染给人，人与人之间则可通过人虱传播。斑疹伤寒立克次体随鼠蚤粪便排出并经搔抓伤口侵入人体内，或可经口、鼻和眼结膜等途径侵入而致病。

（三）临床表现

潜伏期为 8～12 天，临床表现类似于流行性斑疹伤寒，但起病缓慢，症状较轻，皮疹较少，极少为出血性，且很少累及中枢神经系统和心肌。一般多在发病第 2 周恢复。

（四）辅助检查

至少在起病 1 周后，血清对变形杆菌 OX19 抗原的外斐反应呈阳性，但滴度较流行性斑疹伤寒低。补体结合试验、莫氏立克次体凝集试验及间接免疫荧光法可检测出特异性抗体，并可与流行性斑疹伤寒鉴别。

（五）诊断与鉴别诊断

1. 诊断标准

早期诊断主要根据病史及临床表现，随后结合血清学检查进一步明确。

2. 鉴别诊断

参照流行性斑疹伤寒鉴别诊断。

（六）治疗

需隔离患者，并灭蚤、灭虱、灭鼠。余同流行性斑疹伤寒。

（七）并发症的诊断、治疗和预防

并发症较少见。

（八）预后

治疗及时大多预后良好。

四、丛林斑疹伤寒

丛林斑疹伤寒又称恙虫病。

（一）流行病学

本病流行于东南亚、西南太平洋岛屿、日本和我国的东南与西南地区，主要发生于夏秋两季。曾在第二次世界大战期间造成驻扎太平洋战区乡野或丛林营地的数以千计的士兵感染致死或致残。

（二）病因

丛林斑疹伤寒是一种自然疫源性疾病，主要流行于啮齿动物之间，鼠为主要传染源，恙螨为寄生宿主、储存宿主和传播媒介。当恙螨叮咬人时，其唾液腺中的立克次体即进入人体引起感染。

（三）临床表现

潜伏期为 6~21 天，平均 10 天，突发高热、剧烈头痛、眼结膜充血，可出现耳聋现象。在恙螨叮咬处出现一个红色硬性丘疹，不久形成水疱，水疱破裂后呈现鲜红色小溃疡，周围绕以红晕，1~2 天后中央坏死，形成黑色焦痂，呈圆形或椭圆形，直径 0.5~1cm，痂皮脱落后形成中心凹陷性溃疡。多数患者只有 1 个焦痂，少数 2~3 个，个别多达 10 个以上，常见于腋窝、腹股沟、外阴、肛周、腰带压迫等处。皮损不痛不痒，为本病的特征之一。叮咬部位的引流淋巴结肿大且有压痛。起病 4~8 天后，全身出现暗红色斑疹或斑丘疹，可很快消退或持续 7~10 天而消退，无脱屑。其他还可出现心肌炎、间质性肺炎、耳痛、听觉缺失、肝脾大等，危重病例呈严重的多器官损害，出现心、肾衰竭，循环衰竭与出血现象。

（四）辅助检查

在起病第 2 周，患者血清对变形杆菌 OXK 抗原可发生凝集反应，外斐反应的滴度大于或等于 1：160 有诊断意义。补体结合试验阳性率较高，特异性较强，且阳性持续时间较长。间接免疫荧光法可检测各血清型的特异性 IgM 及 IgG 抗体，斑点免疫测定也可区分各种血清型。PCR 可用于诊断及立克次体分型。目前正在发展的乳胶凝集试验可用于本病的快速诊断。

（五）诊断

早期诊断主要根据病史及临床表现，随后结合血清学检查进一步明确。

（六）治疗

对症治疗同流行性斑疹伤寒。病原体治疗用四环素和氯霉素有特效。四环素：成人每日 2g，儿童 25~40mg/kg，静脉滴注或分 4 次口服。多于用药后 1~2 天开始退热，退热后剂量减半，继续用 7~10 天。氯霉素剂量同四环素。也可用多西环素，成人 100mg 口服，一日两次，7~14 天；儿童小于 8 岁者不推荐使用，大于 8 岁者用法同成人。重症患者或不能进食者给予静脉给药。对儿童患者和妊娠患者，宜选用大环内酯类作病原治疗，如红霉素、阿奇霉素等。有报道称阿奇霉素及利福平对多西环素耐药株有效，另有报道称泰利霉素是治疗恙虫病的新型有效药物。

（七）并发症的诊断、治疗和预防

常见的并发症为肺炎，较轻的病例进行病原体治疗和一般的对症治疗恢复良好。较重的病例可发生急性呼吸窘迫综合征（ARDS）。有台湾学者分析以下这些因素可作为发生 ARDS 的预兆：以呼吸困难和咳嗽为始发症状、血白细胞计数增高、血细胞比容下降、总胆红素增高、清蛋白水平下降、PT 延长及未及时进行合理的抗生素治疗。发生 ARDS 时按内科原则处理。

（八）预后

自然病程为 2~3 周，如经治疗，患者通常在治疗开始的 36 小时内恢复。死亡率 1%~60% 不等，跟病区及致病立克次体株有关，可由原发感染或由并发症引起。大多数死亡发生在感染的第二周末。

五、地中海斑疹热

地中海斑疹热又称蜱斑疹伤寒或 Boutonneuse 热。

（一）流行病学

见于地中海沿岸、非洲、南美等地，多发于儿童。

（二）病因

本病病原体为 Conorii 立克次体，通过犬、啮齿动物的蜱叮咬进入人体，侵入并破坏小血管网状内皮细胞，并引起继发的凝血系统紊乱。同时还导致患者 CD4$^+$ 细胞减少。

（三）临床表现

在被蜱咬 5~7 天后，患者突发寒战、高热、疲乏、头痛、关节痛及胃痛。在蜱咬处出现一硬性丘疹，随后中心发生坏死性溃疡，形成焦痂，四周有红晕，伴局部淋巴结大及压痛。发病 3~4 天后在前臂出现皮疹，并很快蔓延到全身，初为淡红色斑丘疹，严重者变为出血性，热退后，皮疹亦逐渐消退而痊愈。

（四）辅助检查

可有贫血、白细胞、淋巴细胞及血小板减少。起病 40 天后血清对变形杆菌 OX2、OX19 及 OXK 抗原的外斐反应呈阳性，但其敏感性及特异性均较低。间接免疫荧光法在感染 2 周后即可检出血清 IgM 及 IgG，抗体滴度大于或等于 1：64 即可确诊。利用 IIF 还可检测血循环中的内皮细胞（免疫磁珠法分离）中的 Conorii 立克次体。ELISA 技术可检测针对 Conorii 立克次体脂多糖的抗体，且所需条件比 IIF 简单。PCR 检测被使用得较少，有报道称用巢氏 PCR 可进行早期诊断。

（五）病理学检查

皮肤活检组织直接免疫荧光检测在疾病早期具有诊断性，但较少使用。病理变化显示内皮细胞增生、血栓形成及管周淋巴细胞浸润。

（六）诊断

早期诊断主要根据病史及临床表现，随后结合血清学检查进一步明确。

当具有以下实验室检查及临床表现各2项时，即可诊断为恶性型地中海斑疹热。

1. 实验室检查：①血小板低于100G/L。②肾衰竭（血肌酐＞150mmol/L）。③低钠血症（＜130mmol/L）。④低钙血症（＜2.1mmol/L）。⑤低氧血症（动脉氧分压＜10.5kPa）。

2. 临床表现：①紫癜。②麻痹。③肺炎。④心动过缓。⑤昏迷。⑥黄疸。⑦消化道出血。⑧关节炎，出现关节痛或肌痛。⑨肝脾大。⑩睾丸炎。⑪结膜充血。⑫假性脑膜炎。⑬脑膜炎。⑭局部淋巴结病。

（七）治疗

除了一般对症处理，病原体治疗选用多西环素、氯霉素及喹诺酮类，患此病的儿童及孕妇还可选用克拉霉素或阿奇霉素。交沙霉素对恶性型病例疗效好，可选作妊娠期恶性型病例的治疗用药。

多西环素：成人第1日200mg，口服或静脉注射，临睡前再口服100mg，接下来3日，每次口服100mg，一日两次；或者口服100～200mg，一日两次，连续14日。小于8岁的儿童不推荐使用，大于8岁的儿童2～5mg/（kg·d），每日用药总量不超过200mg，口服或静脉注射，1次给药或分2次给药。抗生素使用时间：良性型病例一般治疗7天，恶性型病例一般治疗14天。

（八）并发症的诊断、治疗和预防

肾血管炎可导致急性肾衰竭，出现少尿或无尿、氮质血症、高钾血症及代谢性酸中毒。除了加强针对病原体的治疗，主要是做好对症处理，按内科原则治疗肾衰竭。

（九）预后

儿童均为轻症感染，预后良好。年老患者、免疫缺陷或有潜在性疾病者更易出现并发症，即恶性型地中海斑疹热，预后较差。

六、立克次体痘

（一）流行病学

立克次体痘首先见于美国，后亦见于中东、苏联及南非等地。所报道的发病率较低，但有研究认为该病的实际发病率要高些，因为其临床表现不明显或无特异性易导致漏诊。

（二）病因

病原体为 Akari 立克次体，通过家鼠的螨叮咬而传染于人。

（三）临床表现

螨叮咬处无疼痛，不易引起患者注意。潜伏期 7 ~ 14 天后，初在螨叮咬处出现一小的丘疹，扩大而形成水疱，后干燥结痂，伴局部淋巴结大。数日后出现一些流感样症状，持续 4 ~ 5 天。在出现全身症状的同时发生全身性丘疹，周围绕有小水疱，水疱破裂后形成黑痂，在周围可触及硬结。有时可出现口腔、咽黏膜的损害。一般病情较轻，多在 2 周内痊愈。

（四）辅助检查

常见表现有白细胞减少及淋巴细胞相对增多，血小板减少，轻度蛋白尿。血清外斐反应阴性，可作补体结合试验或检测血清中针对斑疹热组立克次体的抗体，如急性期抗体呈阴性，可在 6 ~ 8 周后取恢复期血清重做 1 次。必要时取皮损活检，并行直接荧光抗体检测、病原体培养及 PCR 检测，Giemsa 染色可显示胞内病原体。焦痂皮损的 DFA 敏感性要高于丘疹水疱性皮损。

（五）病理学检查

皮肤病理显示表皮内单核细胞浸润、基底细胞空泡变性及真皮、表皮坏死。可见管周栓子及红细胞外渗。皮损活检行 Giemsa 染色可显示胞内病原体。

（六）诊断

早期诊断主要根据病史及临床表现，随后结合血清学检查进一步明确。

（七）治疗

本病为自限性疾病，但采用抗生素治疗有助于加快退热速度及缓解其他一般症状。选用多西环素，成人100mg，口服，每12小时一次；大于8岁的儿童2~5mg/（kg·d），每日用药总量不超过200mg，1次给药或分2次给药。对多西环素过敏者亦可用氯霉素或喹诺酮类药物。抗生素通常用至临床症状消失后2天，通常5~7天即足够。如果抗生素开始使用48小时后仍不显效，则要考虑改变诊断方案。其他根据具体情况予以对症处理即可。

（八）并发症的诊断、治疗和预防

一般无并发症。

（九）预后

本病通常为自限性疾病，预后极好，暂时无致死性病例报道。

七、战壕热

战壕热又称五日热、胫骨热、Wolhynia热、His – Werner病。

（一）流行病学

本病最早报道于第一次世界大战期间，当时曾引起近100万士兵感染，后来在第二次世界大战期间，欧洲东部前线也曾有短暂流行。此后在全世界范围都有散发病例报道，主要是与卫生条件差、酗酒、营养不良有关。目前的城市战壕热病例主要是无家可归者和酗酒者，多为中年人。亦有数例引起儿童心内膜炎及神经系统感染的报道。

（二）病因

本病病原体为五日热巴通体，通过体虱而传染给人，进入人体后侵犯血管内皮细胞及红细胞，在其中增殖并引起菌血症，同时激活致炎细胞因子抑制正常凋亡，刺激血管生成素－2的产生，引起血管增生。

与五日热巴通体感染相关的疾病谱包括无症状性感染、城市战壕热、血管增生性疾病、慢性淋巴结病、菌血症及心内膜炎。

（三）临床表现

起病突然，有发热、头痛、畏光、疲乏等症状。多数患者呈回归热型，大约每隔5天发作，故称五日热。大多数患者在发热时出现躯干部玫瑰疹样皮疹，然后蔓延到颈部及近端肢体，持续1~2天消退，在再次发热时皮疹再现。可有胫骨痛、腰背痛，在活动时加剧，故患者活动受限。可出现慢性淋巴结病及心内膜炎。

免疫正常患者的杆菌性血管瘤典型皮损为一个或多个丘疹，逐渐变为小结节，呈红色、紫色或无色，位于皮肤浅层或皮下，可移动或固定于下方组织。患者通常无发热。免疫缺陷患者皮损通常分布得更广泛，且更易累及内脏器官，如肝、脾及胃肠道。

（四）辅助检查

患者血清外斐反应阴性，可做特殊的血清诊断试验进行确诊。常用的有免疫荧光分析法（IFAs）检测相应的 IgM、IgG，还可用酶免疫分析法（EIA）及酶联免疫吸附试验（ELISA）。PCR 可直接检测出血中或组织中的五日热巴通体 DNA。病原体培养阳性率较低，且技术要求较高。

（五）病理学检查

皮损活检显示血管周围的淋巴细胞及其他炎症细胞浸润。

（六）诊断与鉴别诊断

1. 诊断标准

早期诊断主要根据病史及临床表现，随后结合血清学检查、PCR 检测等进一步明确。

2. 鉴别诊断

（1）伤寒：临床特征为持续发热、相对缓脉、全身中毒症状与消化道症状、玫瑰疹、肝脾大与白细胞减少。玫瑰疹多见于病程 7～13 天，直径 2～4mm，压之褪色，多在 10 个以下，分批出现，多在 2～4 天内消退。肥达反应阳性，血培养、骨髓培养可检出伤寒沙门菌。而战壕热皮疹一般与发热同时出现，可反复出现，肥达反应及伤寒沙门菌培养阴性。

（2）流行性斑疹伤寒：也是立克次体感染性疾病，多数患者起病 7～8 天后出现皮疹，为淡红色斑疹，由腋窝、躯干两侧迅速蔓延到身体其他部位，不累及掌跖部，1 周后斑疹转为紫癜样损害，皮疹不会随发热反复出现。特异性补体结合试验可明确致病的立克次体为普氏立克次体。

（3）布鲁杆菌病：全身性布鲁杆菌病患者初起时有头痛、背痛及间歇性发热，部分患者也有玫瑰疹样皮疹。但布鲁杆菌病患者有牛、羊、猪接触史，可分离出布鲁杆菌，特殊血清凝集素反应阳性。

（七）治疗

除了对症处理，病原体治疗选用抗生素，疗程 7～14 天。

多西环素：成人 100mg，口服或静脉注射，一日两次；小于 8 岁的儿童不推荐使用，大于 8 岁的儿童 2～5mg/（kg·d），每日总量不超过 200mg，口服或静脉注射，1 次给药或分 2 次给药。

头孢曲松：成人 2g，静脉注射，每天 1 次；儿童 50～75mg/（kg·d），每日总量不超过 4g，静脉注射，1 次给药或分 2 次给药。

（八）并发症的诊断、治疗和预防

战壕热患者出现心内膜炎时有发热、心脏杂音等表现。多累及左侧心，导致二尖瓣关闭不全的收缩期杂音和（或）主动脉瓣关闭不全的舒张期杂音。超声心动图可显示瓣膜赘生物。通过 PCR 检测出瓣膜赘生物中的五日热巴通体DNA 是诊断免疫正常患者五日热巴通体性心内膜炎的必要条件。推荐治疗方案如下：多西环素，100mg，一日两次，口服 6 周，同时联合应用庆大霉素，3mg/（kg·d），静脉给药，每天 1 次，连续 14 天。

（九）预后

免疫正常患者通常为自限性感染，如不发生心内膜炎则预后良好。免疫缺陷患者感染较严重的可致死。本病虽无明显的病死率，但可造成持久的虚弱和劳动能力丧失。

九、猫抓病

猫抓病又称猫抓热、良性淋巴网状细胞增多症，是一种亚急性局部肉芽肿性淋巴结炎。

（一）流行病学

本病多累及儿童或年轻人，是导致儿童和年轻人慢性淋巴结肿大的最常见病因，好发于秋冬季。

（二）病因

绝大多数猫抓病是由汉塞巴通体引起，汉塞巴通体属立克次体。也有学者认为该病原体是罗卡利马体属杆菌。健康者通过被猫、狗抓伤或咬伤而感染，或者通过结膜、破损皮肤黏膜发生接种感染。

汉塞巴通体与五日热巴通体一样可引起血管增生，导致杆菌性血管瘤病，且汉塞巴通体是唯一可引起实质器官（肝、脾）紫癜的巴通体属。

（三）临床表现

潜伏期为 10 天左右，在猫抓部位出现丘疹或结节、脓疱，不会扩散形成淋巴管炎，数周内可自行消退。通过结膜、破损皮肤黏膜发生接种感染者则无猫抓伤口。原发接种后 3～12 周出现局部淋巴结肿大，多见于腋窝、肱骨内上髁及颈部淋巴结，自觉疼痛和触痛，可化脓，可伴有低热、不适、食欲缺乏等全身症状，大多在 2 个月内自然消退，罕见的有持续 1 年以上的。如果原发损害位于结膜，就会出现慢性肉芽肿性结膜炎伴耳前淋巴结肿大，即 Parinaud 眼—腺综合征，为猫抓病的重要特征之一。患者有时全身淋巴结大，脾大。其他少见的皮肤表现有结节性红斑、多形红斑或紫癜等。偶尔发生急性脑病、心内膜炎、关节炎、骨髓炎、肺炎、视网膜炎等。

汉塞巴通体尚可引起免疫功能低下患者的杆菌性血管瘤—杆菌性紫癜，主要表现为皮肤损害和内脏小血管壁增生。杆菌性血管瘤可发生在任何内脏组织上，而杆菌性紫癜多发生在肝和脾上。

（四）辅助检查

可有血沉增快，PPD 测试阴性。多数患者对猫抓病抗原皮试（Hanger - Rose 试验）呈阳性，但病史和临床表现有特征者极少需要进行该测试。目前多采用血清学检查，包括间接免疫荧光法、酶联免疫吸附试验、凝集试验等测试相应抗体。利用血清或淋巴结涂片行免疫荧光试验的敏感性及特异性都较高。必要时对皮肤或淋巴结行病理活检，Warthin - Starry 染色可发现病原体，呈多形性。病原体分离培养阳性率较低。影像学检查可帮助诊断肝、脾、骨或其他并发的器官病变。

（五）病理学检查

受累淋巴结和皮损表现为中央坏死的肉芽肿性炎症。真皮中有一处或数处由中性粒细胞构成的脓肿，呈圆形、三角形或星状，四周绕以数层上皮样细胞，间有少数巨细胞，最内层上皮样细胞呈栅栏状排列，最后脓肿被无细胞的坏死区所代替。淋巴结表现与皮肤类似。这些病理表现与性病性淋巴肉芽肿相似，需结合临床进行鉴别。

（六）诊断与鉴别诊断

1. 诊断标准

（1）流行病学史：有与猫、狗、猴及野兔等动物密切接触史，并存在被抓、被舔或被咬破皮肤史。

（2）猫抓病抗原皮肤试验阳性。

（3）排除其他原因引起的淋巴结大。

（4）淋巴结组织活检符合典型的猫抓病组织病理特点，即坏死性肉芽肿及小脓肿。用 Warthin – Starry 银染色，发现有汉塞巴通体。

凡具备上述指标中 3 项指标时，便可临床诊断为猫抓病，再应用血清学试验（IFA 和 ELISA – IgM 方法）加以确诊。

2. 鉴别诊断

（1）孢子丝菌病：孢子由外伤处植入，引起丘疹、疣状结节、脓疱等皮损，早期组织病理也呈肉芽肿表现。但孢子丝菌病较为常见的一型为皮肤淋巴管型，沿淋巴管向心性出现排列成串的结节，结节中心坏死形成溃疡，而猫抓病不会扩散形成淋巴管炎。病灶组织液、脓液或坏死组织 PAS 染色可见圆形、雪茄形孢子和星状体。

（2）野兔热：由野兔热杆菌引起，引起的淋巴结病变需与猫抓病鉴别。野兔热杆菌由眼结膜侵入，引起眼腺型野兔热，发生结膜炎、耳后及颌下淋巴结肿大，与猫抓病的 Parinaud 综合征相似。溃疡腺型野兔热在病菌侵入处发生丘疹或结节，破溃后形成瘢痕，可发生淋巴管炎，淋巴结肿痛、易于破溃。腺型野兔热表现为局部或全身淋巴结大，感染部位不发生损害。做渗出液涂片荧光染色可发现特殊抗体，或做血清凝集素试验、病原菌培养可确诊。

（3）霍奇金病：通常表现为周围淋巴结无痛性肿大、间歇性发热及皮肤剧痒，还有盗汗、体重减轻现象。受累淋巴结依次为颈部及锁骨上淋巴结、腋下淋巴结、腹股沟淋巴结、脾。淋巴结活检发现典型 R – S 细胞时，有助于确诊。

（4）对免疫缺陷患者而言，猫抓病表现有不同特征，其鉴别诊断主要包括：肿瘤性疾病，如 Kaposi 肉瘤、血管肉瘤；良性疾病，如化脓性肉芽肿、嗜酸细胞增多性血管淋巴样增生等。行组织病理检查有助于鉴别。

（七）治疗

本病有自愈倾向。合并严重内脏疾病患者可使用抗生素治疗。对已化脓的淋巴结，可行脓液抽吸术，不可切开和引流。

有研究指出利福平、环丙沙星、庆大霉素、复方磺胺甲噁唑片 4 种抗生素有效率最高。有报道称红霉素、异烟肼、多西环素、乙胺丁醇亦有效。

免疫缺陷患者如有复发，可适当延长治疗时间（有文献提议延长 4 ~ 6 个月）。

（八）并发症的诊断、治疗和预防

杆菌性血管瘤——本病的皮损有多种类型，最常见的类型为类似于化脓性肉芽肿的损害，偶尔有皮下肿块、斑块和溃疡。患者身上可见多种形态皮损，数目可从单个到数千个。杆菌性血管瘤病损害活检的低倍镜下表现与化脓性肉芽肿一样，表现为内皮细胞增生和正常小血管形成，但杆菌性血管瘤病可见中性粒细胞存在于整个皮损部位，而化脓性肉芽肿仅能在皮损表面见到中性粒细胞。有时能用 Warthin – Starry 染色证实病原体存在。

本病诊断实际上是通过找到感染组织内的病原体确定的。

杆菌性血管瘤病的治疗效果极好。可选择红霉素 500mg，每日 4 次，或多西环素 100mg，每日 2 次。甲氧苄啶、磺胺甲噁唑、环丙沙星、青霉素和头孢类抗生素对本病的治疗无效。大环内酯类抗生素或利福平能预防本病的发生。治疗期限取决于内脏受累的程度，对仅有皮损或菌血症的患者，至少需要治疗 8 周；对肝脾受累者，建议治疗 3 ~ 6 个月；对骨病患者，应至少治疗 6 个月。如果经过足够疗程治疗后患者仍复发，则应考虑进行长期抑制性抗生素治疗。首剂抗生素治疗后，患者可出现赫克斯海默样反应。

（九）预后

猫抓病通常为自限性疾病，亚急性局部淋巴结炎通常持续 3 周或以上。个别病例可因合并神经系统感染或多系统感染而死亡。

第六章　物理性皮肤病

第一节　多形性日光疹

多形性日光疹是最常见的一种光照性皮肤病。在紫外线强度有显著季节性变化的温带地区多发。海拔高、纬度高的地区患病率明显高于海拔低、纬度低的地区。本病好发于春季或夏初，在前胸"V"区、手背、上肢伸侧及妇女小腿等暴露部位出现丘疹、水疱、斑块或苔藓化的皮疹，自觉瘙痒。日光照射后数小时或数天出现皮疹，停止日光照射后 1 周左右皮疹可完全消退，不留瘢痕。病情反复发作，部分患者的皮疹最后可自然消失。

一、病因及发病机制

本病病因尚不完全清楚。日光是绝大多数多形性日光疹最直接的因素，但主要的致病光谱尚有争论。有研究发现，78.3% 多形性日光疹患者可以被 UVA 激发，46.7% 患者可以被 UVB 激发。多形性日光疹发病可能和日光照射后其不能产生正常的免疫抑制，从而对日光诱导的自体抗原产生反应有关，这种反应为对一种或几种暴露或改变的皮肤抗原产生的迟发型超敏反应。除了日光参与直接发病外，本病通常还与以下几个因素有关：

（一）遗传

3% ~45% 的患者有遗传素质。多形性日光疹的 HLA 型别中，证明有统计学意义的是 HLA - A24、HLA - Cw4。1992 年有学者分析为 HLA - A24、A28、B51、B35、Cw4 者容易发病。但也有学者统计了我国患者的发病资料，发现本病在我国较散发，因此认为遗传因素所起的作用较小。

（二）内分泌改变

本病女性患者多见，男女之比为 1 ：（2 ~10），部分患者发病与口服避孕药有关，妊娠似可影响疾病的过程。1988 年有学者报道称，14 例患者中 7 例在第一次分娩后发病，4 例在第 2 次分娩后发病，另 3 例虽然在第一次妊娠期间有过度曝晒史，但未发病。

（三）微量元素和代谢改变

已知某些微量元素参与了 DNA 损伤后的修复过程，部分多形性日光疹患者血锌含量下降、血锰含量增高。血锌含量下降可影响 DNA、RNA 聚合酶功能，导致紫外线照射细胞损伤后修复功能的障碍。锰在发病因素中可能起致敏作用，同时在紫外线引起皮肤损伤 DNA 修复过程中，可能造成基因的突变和复制的错误，导致皮疹的发生。

（四）氧化损伤

相关学者通过光激发试验发现，外用抗氧化剂的部位激发的皮疹严重程度明显高于基质对照组，提示氧化损伤在多形性日光疹的发病中起了一定作用。另有研究表明，多形性日光疹患者超氧化物歧化酶活力较正常人明显降低，因此在紫外线作用下，机体发生光氧化反应，产生自由基，这些氧自由基与许多生物分子起反应，攻击体内不饱和小分子，使蛋白质变性，胆固醇和脂肪酸被氧化，DNA 断裂，从而导致细胞表面受体改变甚至组织损伤坏死，产生临床症状。

（五）免疫学变化

1942 年，有学者提出，本病的发病机制可能是皮肤经引起光毒性反应的光能照射后，形成光合产物，这些物质在患者中作为抗原，激发细胞超敏反应，即迟发型超敏反应。临床上多形性日光疹常于过度日光照射后延迟发生，组织学真皮血管周围有密集的淋巴细胞浸润与迟发型超敏反应（如变态反应性接触性皮炎）的临床及组织学表现极为相似。通常认为，各种黏附分子和主要组织相容性复合物 Ⅱ 类分子在抗原递呈和免疫应答中发挥重要作用。

在本病中，日光能导致 T 细胞的活化和 T 细胞亚群比例的某些改变，虽然这些功能性改变是原发的还是继发的尚不清楚，但相关学者推测 T 淋巴细胞参与了多形性日光疹病理过程的某一阶段，提示细胞免疫反应在本病中所起的作用。

近来研究发现，多形性日光疹患者在 UVB 照射后可使人表皮角质形成细胞和血清中 IL－1α、IL－6、IL－8、IL－10、INF－α 表达上调。IL－α 使人类真皮成纤维细胞产生更多的 IL－6 和 IL－8，IL－8 使中性粒细胞和淋巴细胞聚集，产生炎症反应。

（六）其他

多形性日光疹的发病还与生活方式有关，如吸烟、饮酒等，均可促使发病。花生四烯酸代谢的异常也影响发病。

二、临床表现

本病常于春季或夏初季节发生，皮肤经日晒后 2 小时至 5 天间于光照部位发生皮损，受累部位按发生频率的高低，依次为胸前"V"区、前臂伸侧和手背、上肢、面部、肩胛、股和下肢。女性多见，皮肤白皙者易发。皮疹为多形性，如红斑、斑丘疹、丘疱疹、水疱、斑块或苔藓化等。临床分型分为：①丘疱疹型，皮疹以丘疱疹和水疱为主，成簇分布，伴有糜烂、渗液、结痂，或呈苔藓样变，又称湿疹型。②丘疹型，皮疹为密集分布的针头至粟粒大小的丘疹。③痒疹型，皮疹为米粒至豆大的丘疹或小结节，较丘疹型的大。④红斑水肿型，皮疹为境界清楚的鲜红或暗红色、片状、水肿性斑，浸润不明显。⑤混合型，皮疹有两种或两种以上的皮疹，可同时或先后出现。其他尚有水疱型、多形红斑型、出血型、风团型、斑块型、虫咬样型等，但患者皮疹的形态比较单一，常以某一型为主，且每次发作时同一部位皮疹的形态也基本相同。最常见的是丘疹型和丘疱疹型（各占1/3），其次是痒疹型、红斑水肿型。

本病病程长短不一，初发时有明显的季节性，以春季或夏初多发。但反复发作数月乃至数十年后，不仅无明显的季节性，皮损的范围也逐渐蔓延至非暴露区，呈现为急性间歇性疾病。反复发作者皮损瘙痒明显，影响正常的生活工作和容貌，但愈后不遗留有色素沉着和瘢痕，全身症状也不明显。

实验室检查：血、尿、粪卟啉均阴性。

三、组织病理

表皮水肿，灶性海绵形成，角化不全，棘层肥厚；真皮血管壁水肿，管周有以淋巴细胞为主的浸润，有时也有中性粒细胞和嗜酸性粒细胞浸润，亦可见血管外红细胞。

四、诊断及鉴别诊断

（一）诊断要点

1. 病史

包括发病年龄、皮疹与日光照射的间隔时间和持续时间、自觉症状、职业、休闲活动、可能的化学接触物、局部和口服药物、化妆品使用、对光照反应的过去史和家族史。病史有重要价值，有时仅根据病史即可诊断。

2. 皮损

以光暴露部位为主，每一患者的皮疹类型常固定。

3. 实验室检查

能明确提示患者的光敏性以及光敏感的程度。

（1）紫外线红斑反应试验：呈异常反应，主要表现为：①反应高峰时间晚（正常人为 12~24 小时，患者常为 48 小时以后）。②红斑反应强度高。③红斑反应持续时间长（正常人为 3~5 天，患者可持续 8 天以上）。④红斑反应消退后无明显的色素沉着。⑤红斑反应开始消退时，红斑表面会出现丘疹。

（2）光激发试验：本试验能确定疾病的作用光谱，对诊断多形性日光疹有重要价值，尤其是那些就诊时无皮损的患者，进行光激发试验很有必要。

（3）光斑试验：对怀疑有化学性光致敏原的患者可证明其致敏物，部分患者光斑试验对多种变应原阳性。

除上述之外，还要排除暴露部位的其他炎症性及其他与光有关的疾病。

（二）鉴别诊断

1. 光线性痒疹

本病为儿童发病。日晒后数小时至数天出现水肿性、表皮剥脱的丘疹、结节，表面有浅表瘢痕。病理变化类似亚急性和慢性皮炎，表现为表皮棘层增厚、海绵形成，真皮血管周围有淋巴细胞浸润。

2. 慢性光化性皮炎

多见于老年人，日晒后发病，持续时间长。皮疹无特异性，类似于湿疹、皮炎。组织病理检查提示棘层增厚、海绵形成，血管周围有单核细胞浸润。疾病晚期有致密的带状单核细胞浸润而类似于皮肤 T 细胞淋巴瘤。

3. 盘状红斑狼疮和亚急性皮肤型红斑狼疮

盘状红斑狼疮和亚急性皮肤型红斑狼疮为成人发病，无季节性，常在日晒后 1～3 周发疹，持续数周至数月。盘状红斑狼疮的皮疹为盘状红斑伴有鳞屑和瘢痕，亚急性皮肤型红斑狼疮的皮疹为非瘢痕性丘疹鳞屑或环状、多环状斑片。有特征性组织病理和免疫病理变化或免疫学异常。

4. 红细胞生成性原卟啉病

本病系常染色体显性遗传，有家族史；常在青春期前发病，日晒后即刻面、手部皮肤有烧灼或其他异常感觉，并发生皮损。急性时为红色水肿性斑片，慢性时为浅表蜡样瘢痕。病理检查真皮乳头层血管壁有 PAS 阳性物质的沉积。

本病需与非光线性皮肤病如湿疹、痒疹、多形红斑等进行鉴别。

五、预防及治疗

首先应对患者进行教育，提高他们对紫外线防护的认识。大部分轻症患者可采用避光、使用屏障物及宽谱遮光剂的方法。此外，在避免强烈日晒的前提下，经常参加室外活动或短时间日光浴可逐步提高机体对光线照射的耐受能力，使发生皮疹的机会减少。有国外学者提出，阶梯治疗方式即轻型多形性日光疹仅需限制光暴露时间，使用遮光衣物以及遮光剂；不能起效时，局部使用糖皮质激素软膏；再次无效时则可短期使用抗组胺药物。国内学者研究发现，以讲座形式辅以宣教手册开展的正规避光教育能使患者病情有所缓解，在 1 年中所需要的治疗药物减少。

较严重的患者可考虑局部治疗、系统治疗及光疗。

（一）局部治疗

其原则同皮炎湿疹，以外用糖皮质激素制剂为主，通常采用中强效或强效制剂，数天至每周 1 次的冲击疗法，可有效控制痒感并使皮疹消退。有时也可外用 0.5%～1% 吲哚美辛霜，每天 2～3 次，但需要注意其刺激性。也有使用他克莫司治疗成功的报道。

（二）系统治疗

包括羟氯喹（每天400mg，1个月后改为每天200mg，注意定期检查眼底）、烟酰胺（每天3次，每次0.3g）、沙利度胺（每天100~150mg，分3次服用，疾病控制后减量或停药），氯苯吩嗪也有效。抗组胺药可有效缓解患者的瘙痒感。对于极严重且对其他治疗无效的患者，可服用硫唑嘌呤（每天75~100mg，连服3个月，控制后减量至每天25~50mg维持），或小剂量糖皮质激素（短期应用泼尼松20~30mg、甲泼尼龙16~20mg），病情控制后逐渐减量。β胡萝卜素对部分患者有效，但总体疗效尚有争议。β胡萝卜素的常用剂量为每天180mg，分3次服用，但应根据个体情况调整用药量，最好用至患者手掌心出现微微黄色为止，并维持该剂量。

（三）硬化治疗

较严重的患者可预防性使用PUVA或UVB，通过增厚角质层、晒黑皮肤以及免疫学的作用，提高机体对紫外线的耐受度，称为硬化治疗。也可采用UVA+UVB联合治疗，效果亦佳。近年来，由于8-MOP的不良反应，窄谱UVB的应用日益增多，有报道称对本病高度有效。窄谱UVB不良反应相对较少，有学者认为，窄谱UVB可能会逐渐取代其他光疗法成为多形性日光疹"硬化治疗"的首选，而PUVA仅作为窄谱UVB治疗失败后的选择。

（四）光疗

光疗应在预计病情发作前一个月进行，而且治疗前应告知患者，治疗期间可能会诱发疾病。对光线极度敏感的患者在进行光疗后立即外用糖皮质激素和（或）口服25mg泼尼松龙，可有效抑制多形性日光疹发作。如激发皮疹持续存在，可减少照射剂量或暂停治疗，直至皮疹消退。光疗后患者应继续进行适量日光照射以维持疗效，否则4~6周内即会失效。多形性日光疹缓解期为数月至1年不等，多数患者每年春季均需要重复治疗，其疗效不会因应用次数增多而降低。

第二节　光线性痒疹

本病亦名哈钦森夏季痒疹、夏令痒疹。以往曾认为本病是多形性日光疹的一种异型。根据近来的研究，大多数学者均认为本病是一种独立的光敏性皮肤病。

一、病因及发病机制

本病的病因未明。推测是对日光照射有异常反应，10%的患者有特应性体质，5%～75%的患者常有家族发病史，但它与特异性体质和伴有光敏的特应性皮炎之间的关系未完全明了。致病光谱比较宽，包括 UVA、UVB 及可见光。

二、临床表现

本病好发于青春期前的儿童，成人也可发病，女性多见。发病部位主要是面部，特别是鼻、面颊及手背等曝光部位，少数患者在非曝光部位（如臀部）也可有皮疹发生。皮疹为小丘疹、痒疹样损害，有时有渗液和结痂等湿疹化表现，手背损害多呈苔藓样变。面部损害愈合后可留下微小凹陷或线形瘢痕。自觉瘙痒剧烈。

发病与日晒的关系并不十分明显，但多在夏季加剧，冬季可缓解，但也不是明显好转。20 岁前发病的患者，半数以上 5 年内逐渐缓解，但成人发病常持续终生。

实验室检查：血、尿、粪卟啉测定均在正常范围。约 55% 的患者用单色光试验显示异常反应，这些患者大多数对 290～320nm UVB 有迟发性丘疹反应，而有些患者也对 UVA 敏感，罕见对可见光敏感者。用日光照射，不能使皮疹再现。

三、诊断及鉴别诊断

本病好发于青春期前女性儿童患者；曝光部位出现小丘疹、痒疹样损害，有时有湿疹样改变；夏季加重。根据以上症状，可以考虑诊断为光线性痒疹。

本病需要与多形性日光疹、种痘样水疱病相鉴别：多形性日光疹多见于中青年女性，罕见于青春期前，无明显家族史。发病与日晒关系明确，呈急性间歇性发作，不同于本病的持续发病及冬季常不见好转。种痘样水疱病多见于男孩，皮损局限于曝光部位，日晒后分批出现以水疱和痘疮为主的皮损，伴有灼痛感，愈合后遗留凹陷性瘢痕。

四、治疗

本病治疗相对困难，避免日晒、局部应用一般的遮光剂或药物治疗很少有效。有的患者至成年可消退。

急性湿疹样改变时可口服糖皮质激素（早晨顿服泼尼松 20～40mg/d），待病情缓解后逐渐减量。沙利度胺对痒疹性损害有一定疗效，成人每天口服 50～100mg，儿童每天 50mg，治疗半个月后开始起效，根据病情的缓解逐渐减量，治疗时间至少持续 2～6 个月，用药期间需注意其致畸性和周围神经病变等不良反应。部分患者停药后皮疹复发。另可试用羟氯喹或 β 胡萝卜素等治疗。根据相关报道，连续口服四环素（1.5g/d，分 3 次服用）或维生素 E（100IU/d）6 个月，大多数患者的病情可得到改善。病情顽固者可选用 PUVA 或 UVB 治疗。应用窄谱中波紫外线（NB-UVB）每周照射 3 次，共 5 周，对光线性痒疹治疗有效。

局部给予遮光剂和糖皮质激素制剂联合应用对本病有一定的疗效。大多数患者需要使用强效糖皮质激素，2 周即可显效，短期间歇使用可降低其不良反应。近年来研究表明，他克莫司和吡美莫司对本病早期皮损也有治疗作用。

第三节　种痘样水疱病

本病是一种少见的慢性、特发性光照性皮肤病，1862 年首先被报道。其主要特征是日晒后暴露部位出现红斑、水疱，继而糜烂、结痂，愈合后留有点状凹陷性瘢痕，约 2/3 的患者在青春期后逐渐痊愈。90% 初发于儿童，男：女约 2：1。

一、病因及发病机制

病因尚未明了。可能是由于先天性机体代谢异常，对日光敏感性增高所致。在某些家族中有类似患者存在，似与遗传有关，但遗传方式不明。另外，部分患者尿卟啉检查呈阳性。致病光谱或为 UVA，或 UVA、UVB 共同作用。相关学者发现，反复的 UVA 照射，其作用光谱为 330～360nm 时，可使损害复发。另外，尚有研究发现，部分患者发病与 EB 病毒感染及 T 细胞淋巴瘤相关。

二、临床表现

本病自幼年开始发病，多见于 2～3 岁的男孩。也有患者 20 岁发病的报道。皮疹分批发生，好发于面颊、鼻背、耳翼、手背等曝光部位，也可累及口唇，出现糜烂，有时出现结膜充血、角膜浑浊，影响视力。皮疹对称分布，初起局限于日光直射部位，局部皮肤潮红、肿胀，有红斑、丘疹，以及黄豆至指甲大小的坚实结节，数天后发展成水疱，大小不等，有的水疱中央可见脐窝，周围有轻度炎性红晕，经 3～4 天后水疱干燥结痂，严重者可出现坏死、结黑痂，痂皮脱落后遗留有凹陷性瘢痕、色素沉着、毛细血管扩张，甚至出现残毁畸形。

有临床报道的重型种痘样水疱病，表现为大片溃疡，反复发作后导致手指关节强直或屈曲、错位，指骨部分破坏；耳郭部分缺损；鼻梁塌陷、软骨部分破坏；下唇瘢痕挛缩、门齿外露。

本病皮疹每年春夏季恶化，入冬减轻或完全消退。发病前常自觉瘙痒、灼热、发胀、紧张感或头痛。有时还可见脱发或甲变形等。本病常在青春期后逐渐痊愈，不再复发。

三、组织病理

表皮水肿、表皮内可见多房性或单房性水疱，疱液中含多形核白细胞、淋巴细胞和纤维蛋白，可伴有表皮坏死及基底细胞液化；真皮浅层、中层数量不等的炎细胞主要是淋巴细胞浸润。有血栓时，结缔组织呈均质性和嗜酸性坏死，吸收后可见瘢痕组织。

四、诊断及鉴别诊断

诊断要点为：①幼年发病。②日光曝晒部位出现红斑、水疱、糜烂、结痂，愈合后遗留点状凹陷性瘢痕。③发病有明显的季节性，夏季加重，冬季缓解。④青春期后可自愈。⑤光试验对 UVA 反应异常，部分患者反复给予 UVA 照射，可在照射部位诱发皮损。光斑贴试验呈阴性。

应与以下疾病进行鉴别诊断：

（一）红细胞生成性原卟啉病

多初发于儿童期；日晒后皮肤出现水肿性红斑、水疱、血疱，继之糜烂、结痂，愈合后留有点状凹陷性瘢痕；急性期皮肤常有疼痛，面部反复发作后出现多毛现象，口周出现放射状皮肤萎缩纹；实验室检查末梢血荧光红细胞呈阳性。

（二）先天性红细胞生成性卟啉病

皮损与本病比较类似，但发病年龄较早（多于 1 岁以内）；牙釉质呈褐色，在 Wood 灯检查下呈橘红色荧光；末梢血荧光红细胞呈阳性，尿卟啉呈阳性。

（三）盘状红斑狼疮

皮疹好发于面部，为持久性盘状红斑，表面有黏着性的鳞屑，剥去鳞屑后可见扩张的毛囊口；组织病理为角化过度、毛囊口有角栓形成、基底细胞液化变性，真皮血管周围有炎细胞的浸润；直接免疫病理在真皮与表皮的连接处基底膜带有 IgG、IgM、IgA 的沉积。

（四）Hartnup 综合征

儿童期发病；日晒后暴露部位出现红斑、水肿、渗液，严重者可有水疱、结痂，为烟酸缺乏症样改变；小脑共济失调；尿液检查见氨基酸尿。

（五）种痘样水疱病样皮肤 T 细胞淋巴瘤

本病是 2005 年 WHO－EORTC（世界卫生组织—欧洲癌症研究和治疗组织）对淋巴瘤的新分类中皮肤 NK/T 细胞淋巴瘤的一个少见变异型，国内已有陆续报道。患者大多数为儿童。临床特点是皮损主要累及面部，有时四肢也可累及，表现为水肿、水疱、溃疡、结痂和瘢痕。与传统的种痘样水疱病不同的是，皮损更广泛和深在，见严重的瘢痕和变形，患者对 UVB 和 UVA 的最小红斑量无反应。皮疹变化无明显季节性，无随年龄增大而逐渐减轻的趋势。可伴有肝脾大和内脏病变。组织病理学见异形淋巴细胞分布于真皮和皮下组织，多位于血管周围并可破坏血管壁，形成血管炎和脂膜炎样改变，免疫组化提示为 T 细胞淋巴瘤。

五、治疗

避免日晒，外用 UVA 遮光剂；或口服鱼肝油也有一定的作用，能增加患者对紫外线的抵抗能力。

轻者口服烟酰胺（$0.9 \sim 1.2g/g$）及维生素 B_6 可取得一定疗效。病情稍重者可口服沙利度胺（$100 \sim 150mg/d$）、氯喹（$100 \sim 125mg/d$）、羟氯喹（$200mg/d$）、泼尼松（$10 \sim 30mg/d$）、雷公藤多苷（$60 \sim 80mg/d$）等。严重者可采用沙利度胺（$150mg/d$）加羟氯喹（$200mg/d$）、沙利度胺（$150mg/d$）加泼尼松（$20mg/d$）的联合应用。口服 β 胡萝卜素（$180mg/d$）可减轻发疹，但停药后日晒时发疹同治疗前。此外，应加强对症处理，防止继发感染，减缓瘢痕形成。

第七章 变态反应性皮肤病

第一节 接触性皮炎

接触性皮炎指皮肤黏膜接触外界刺激性或变应原性物质后，主要在接触部位所发生的急性或慢性炎症。去除接触物后损害很快消退，若再接触，皮炎可再发。根据发病机制可分两类：即刺激性和变态反应性。

一、刺激性接触性皮炎

接触物本身对皮肤具有直接的刺激作用，任何人接触后均可发病。虽然物理、生物因素可引起，但大部分为化学物质。刺激性接触性皮炎又分急性刺激性（中毒性）和慢性累积性两种，如肥皂、洗涤剂、去污剂等弱刺激物，需反复长期接触后才发病。强酸、强碱等较强的刺激物与皮肤接触后很快发病，其严重程度与该物质化学性质、浓度及接触时间成正比。

（一）诊断

临床特点：皮肤反复接触弱刺激性物质可出现皮肤干燥、红斑、鳞屑或皲裂等损害，也可呈湿疹样改变。好发于外露皮肤，如手背、指间或面部、眼睑等处。接触强烈刺激性物质可出现红肿、大疱、糜烂，甚至坏死、溃疡。皮肤损害的境界清楚，形状与接触物一致；分布不一定对称，一般好发于暴露部位，手最常受累。若接触物为粉尘、气体，则皮炎呈弥漫性。患者症状为皮肤干燥、痒、烧灼感或疼痛感。吸收后可出现不同程度的全身症状，如发热、头昏等。若发生继发感染时，局部引流淋巴结可肿大、压痛。

（二）治疗

1. 治疗原则

（1）根本治疗原则是以正确诊断为依据，仔细查找病因，避免再接触刺激物，才能彻底治愈。

（2）避免加重因素：尽可能避免接触刺激物，如酸、碱等化学物质，水、洗涤剂、溶剂、机油及有刺激性外用药等；避免机械摩擦、搔抓等。

（3）清洁、抗炎、止痒，使用保护性、温和的外用药物和润肤剂。

2. 局部治疗

（1）立即去除刺激物是治疗的关键。脱去污染的衣物，创面上采用大量流水，进行较长时间的彻底冲洗，去除或稀释有毒物质，防止其继续损伤皮肤或经皮肤吸收而中毒。一般冲洗 10 分钟，作用强的化学物质应冲洗 30 分钟或更长时间，随后根据接触物性质采用中和剂，碱性物质采用弱酸性溶液中和，如醋、柠檬汁等；酸性物质损伤用弱碱性溶液中和，如肥皂液、石灰水等。中和时间不宜过长，随后用清水冲去中和剂。如果损伤严重，就要按化学烧伤处理。

（2）根据皮损特点和范围选用适当的外用药。红斑、丘疹、丘疱疹无渗液时，选择炉甘石洗剂或糖皮质激素霜外用，每日 2～3 次。有渗液时，先用 3% 硼酸溶液或 0.1% 依沙吖啶液或 0.02% 高锰酸钾溶液或生理盐水冷湿敷，一般每次湿敷 30～60 分钟，每日 2～4 次。间歇期内，渗出不多时可外涂 40% 氧化锌油。有大疱时，应先用无菌注射器抽吸疱液后再行冷湿敷。冷湿敷不仅去除刺激性物质，而且有减轻炎症、止痒、止痛作用。待皮损干燥后改用糖皮质激素霜外用。亚急性期损害采用糖皮质激素霜剂，如外用 0.1% 丁酸氢化可的松霜或 0.1% 曲安奈德霜或 0.1% 糠酸莫米松霜，每日 1～2 次；外用氧化锌糊剂或 5% 糠馏油糊剂，每日 2～3 次。对慢性期皮损选用软膏为宜，每日 2～3 次外涂，常用的有 5% 硼酸软膏、10% 黑豆馏油软膏、0.1% 哈西奈德软膏、曲安奈德尿素霜等。

（3）润肤剂：使用含有油脂性基质（如白凡士林）或含天然保湿因子（如尿素、乳酸等）的润肤剂，有助于增加皮肤水合作用和恢复皮肤屏障功能，防治皮肤粗糙、干燥。

3. 全身治疗

（1）一般对症处理：瘙痒患者用抗组胺药，如去氯羟嗪、羟嗪（安泰乐）、异丙嗪、酮替芬、赛庚啶等或新一代抗组胺药如氯雷他定或西替利嗪，选其中一种口服。疼痛者可酌情给镇痛或安定药口服。

（2）氢氟酸引起皮肤损害，早期在损害及其周围皮内或皮下注射 10% 葡萄糖酸钙溶液，每平方厘米注射 0.5mL 常有效。有报告称用 3% 葡萄糖酸钙皮下注射，口服泼尼松或糖皮质激素霜外用可获得满意效果。手指、足趾等组织致密部位，因局部注射后张力大引起循环障碍，可造成组织坏死或疼痛，故不宜使用。

（3）解毒及加速毒物排泄：硫代硫酸钠 0.64g 溶于 10mL 注射用水中静脉注射，1 次/日。或 5%~10% 葡萄糖液 500mL 加维生素 C 3g 静脉滴注，1 次/日。另外鼓励患者多饮水或进行适量补液，促使毒物排出体外。

（4）继发感染时应合并使用抗生素。

（三）预防

1. 避免接触刺激性物质。如因工作需要，接触刺激物前必须做好个人防护，如穿防护服，戴帽、口罩、手套或外涂有效防护霜或软膏剂。

2. 改善劳动条件，操作自动化。

3. 防护用品经常清洗，妥善保管，与生活衣物分开放置。

4. 接触刺激物后，立刻采用流动性清水充分冲洗。

二、变态反应性接触性皮炎

本病发病机制属于第 IV 型迟发性变态反应。所接触的物质本身无刺激性，接触的人群中仅有少数具有特应性过敏素质的人才发病；初次接触后不立即发病，需要 4~20 天潜伏期（平均为 7~8 天），使机体先致敏，再次接触该变应原后可在 12~72 小时发生皮炎。引起变态反应性接触性皮炎的物质有动物性的，如皮革、羊毛、昆虫分泌物等；植物性的，如生漆、荨麻等；化妆品，如香水、香脂、油彩、染发剂等；药物，如碘酊、磺胺药及抗生素类等；化工原料及产品，如染料、涂料、合成树脂、橡胶添加剂、塑料制品等；重金属盐，如镍盐、铬盐等。

（一）诊断

1. 临床特点

轻症时局部呈红斑、丘疹、丘疱疹，严重时出现水疱、大疱、糜烂、渗出、结痂，慢性期则为淡红色或暗红色斑、皮肤增厚呈苔藓样变，有时发生皲裂。皮损境界清楚。以暴露部位多见。污染的手指将变应原带到身体其他部位时，其他部位亦可出现皮疹。接触物为粉尘或机体高度敏感时，皮疹可泛发。患者自觉瘙痒，全身症状不明显，但严重时可伴发热、恶心等。若继发细菌感染可出现脓疱，局部引流淋巴结肿大、压痛。

2. 实验室检查

寻找或验证致敏原，可做斑贴试验，一般在急性炎症消退两周后或慢性炎症静止期进行；选择背部或前臂屈侧无皮疹处；目前较多采用 Finn 斑试小室法，将试验物配成合适浓度后置入碟内，放置于受试部位皮肤上，固定，48 小时后取下贴敷试剂，在 72 小时或 96 小时观察反应。出现红斑、丘疹或水疱则为阳性。若为阴性结果，必要时可于 7 天后再观察一次。

（二）治疗

1. 治疗原则

（1）首先应耐心细致询问患者病史，找出致敏变应原，避免再接触。

（2）采用清水冲洗或冷湿敷方法清除残留致敏物质。

（3）治疗中避免接触一切外来刺激性、易致敏物质，包括外用药。病程中避免搔抓，以及热水、肥皂烫洗，以免加重病情。

（4）治疗以清洁、抗炎、抗过敏、止痒、预防继发感染为主。

2. 局部治疗

应根据病因及皮损特点选择外用药剂型和药物。常用的有糖皮质激素、氧化锌制剂及湿敷剂等。

（1）急性期（无渗出阶段）：有红斑、丘疹、丘疱疹时，可选择炉甘石洗剂外涂，每日 3～4 次。为提高止痒效果，可每 100mL 加薄荷 0.5～2g，或樟脑 2g，或石炭酸 0.5～1.5g。也可外用糖皮质激素霜剂，如 1% 氢化可的松霜或 0.1% 丁酸氢化可的松霜、0.1% 曲安奈德霜或 0.1% 糠酸莫米松霜等，1～2 次/日。

（2）急性期（渗出阶段）：有红肿、丘疱疹、糜烂、渗出、结痂时，采用溶液开放性冷湿敷的方法，一般每次 30～60 分钟，每日 3～4 次。常用的湿敷液有 1%～3% 硼酸液、0.1% 依沙吖啶溶液、0.02% 高锰酸钾液、1：20 醋酸铝溶液（Burrow 液）及生理盐水等。在湿敷间歇期内，如渗出不多时，可外涂 40% 氧化锌油。待皮损干燥后外用糖皮质激素霜，每日 1～2 次；若伴发感染时，选择 0.05% 盐酸小檗碱溶液或 0.1% 依沙吖啶溶液冷湿敷，干燥后外用糖皮质激素复方制剂，如复方硝酸益康唑霜、皮康霜或复方康纳乐霜。

（3）亚急性期：外用氧化锌糊剂，每日 2～3 次。糖皮质激素霜剂，如 1% 氢化可的松霜或 0.1% 丁酸氢化可的松霜、0.1% 曲安奈德霜或 0.1% 糠酸莫米松霜等，2～3 次/日外搽。

（4）慢性期：一般外用糖皮质激素软膏或霜，每日 2～3 次。软膏能软化痂皮，去除鳞屑，增强药物渗透性而提高疗效。常用 1% 氢化可的松霜或 0.1% 丁酸氢化可的松霜、0.1% 曲安奈德霜或 0.1% 糠酸莫米松霜等，0.05% 氟轻松霜、0.05% 倍他米松软膏、0.02%；丙酸氯倍他索霜（恩肤霜）及 0.05% 卤美他松霜（商品名为适确得、澳能皮肤膏）。糖皮质激素不宜长期外用，否则会产生不良反应，如皮肤萎缩、毛细血管扩张、色素改变、感染及酒糟鼻样皮炎等。为避免发生不良反应，可以开始时外用中高效糖皮质激素，炎症减轻后改用低效糖皮质激素，或改用非糖皮质激素抗炎制剂，如 10% 黑豆馏油软膏。对面部、皮肤薄嫩部位及小儿，应选择外用低效制剂，如 1% 氢化可的松霜或 0.1% 丁酸氢化可的松霜；也可选用非糖皮质激素类抗炎制剂，如 5% 糠馏油膏。

（5）局部免疫调节剂：已被证明对变态反应性接触性皮炎激发阶段有效，如 0.1% 或 0.03% 他克莫司软膏（商品名为 Protopic、普特彼）或 1% 吡美莫司乳膏（商品名为 Elidel、爱宁达），每日 2 次，薄薄一层，外搽于皮损局部。注意可能有局部刺激反应，如烧灼感、刺痛或瘙痒等。

3. 全身治疗

（1）抗组胺类药：有氯苯那敏、异丙嗪、去氯羟嗪、羟嗪（安泰乐）、赛庚啶、酮替芬等，选择其中一种口服，有较好的止痒、抗过敏效果。上述药物还有不同程度的镇静作用。新一代抗组胺药的镇静作用较弱，如氯雷他定或西替利嗪，成人口服每次 10mg，1 次/日；或盐酸非索非那定，成人口服每次

60mg，每日 2 次。

（2）糖皮质激素：急性严重或泛发性患者，可选用糖皮质激素治疗。成人用泼尼松 30 ~ 40mg/d，晨顿服或分次服，或用氢化可的松 150 ~ 200mg 或地塞米松 5 ~ 10mg 加入 5% 葡萄糖液 500mL 中静脉滴注，1 次/日。炎症控制后，逐渐减量，在 2 ~ 3 周内停药。有酒精过敏者忌用氢化可的松针剂。

（3）雷公藤：雷公藤有明显的抗炎和免疫抑制作用，其抗炎作用强、停药后无反跳现象，但起效较慢，某些情况下能代替糖皮质激素治疗多种变态反应性疾病。常采用雷公藤多苷片，1 ~ 1.5mg/（kg · d），分 2 ~ 3 次口服或 20mg 每日 3 ~ 4 次。服用雷公藤多苷片的常见不良反应是消化道症状，如纳差、上腹饱胀等；部分患者出现肝功异常；偶见白细胞下降；部分女性月经紊乱，停药后很快恢复正常；动物实验证明雷公藤多苷片可抑制精原细胞有丝分裂，故儿童慎用，孕妇禁用。

（4）非特异抗过敏治疗：临床上常与抗组胺类药联合应用。10% 葡萄糖酸钙 10mL 静脉注射，成人 1 次/日，注射时要缓慢，勿漏出血管外以免造成局部疼痛或组织坏死。有心脏病或正使用洋地黄类强心剂患者禁用钙剂；或硫代硫酸钠，0.64g，用注射用水 10mL 溶解后静脉注射，1 次/日；或同时用 5% ~ 10% 葡萄糖液 500mL 加维生素 C 2g ~ 3g，静脉滴注，1 次/日。

（5）抗生素：继发感染者，应使用有效抗生素口服或肌内注射。有条件时，先做细菌培养和药敏试验，再选择敏感的抗生素。

（6）减敏疗法（即免疫疗法）：对不能脱离变应原者，可试用无毒的变应原，如口服硫酸镍，应从小剂量开始，逐渐增大剂量，但临床尚未推广此法。

（三）预防

1. 避免接触变应原物质，包括易致敏的外用药。

2. 接触变应原物质后，应立即采取有效措施清除身体上残留的变应原物质。因工作需要接触时，必须做好个人防护工作，如穿防护服、戴口罩、帽子及手套或外涂相应防护霜（膏）等。如国外有报告称，局部外用 3% Clioquinol 软膏（一种螯合剂）对镍过敏有很好的抑制作用。

3. 与职业有关者，应改善劳动条件，使操作自动化，必要时调换工种。

第二节 湿疹

湿疹是由内、外因素共同引起的一种急性或慢性皮肤炎症，皮损以红斑、丘疹及丘疱疹为主的多形性损害，有渗出倾向，常反复发作多年不愈，瘙痒剧烈。本病的病因比较复杂，常常难以确定，发病机制多与机体免疫反应异常有关。

一、诊断

（一）临床特点

皮损可发生于任何部位，往往对称性分布；按皮损特点分为急性、亚急性和慢性湿疹。

1. 急性湿疹

皮损呈多形性，初期为多数针头大小红斑、丘疹、丘疱疹或水疱。由于搔抓或热水烫洗造成点片状糜烂、渗出、结痂，皮疹中心融合，周围有散在性新发疹，致损害境界不清，严重时皮疹泛发全身，瘙痒剧烈。

2. 亚急性湿疹

可由急性湿疹演变而来，也有的初发即为此型。皮疹以红斑、斑丘疹或丘疹为主，上有结痂、鳞屑，间有少量丘疱疹、糜烂、渗出。自觉瘙痒。

3. 慢性湿疹

通常由急性或亚急性湿疹演变而来。红斑、丘疹经反复搔抓致皮损增厚呈苔藓样变，表面有鳞屑、抓痕、结痂，周围散在少数丘疱疹，若发生在掌跖或关节部位则会发生皲裂而疼痛。在一定诱因下可急性发作。患者自觉瘙痒明显。

4. 特殊湿疹

常见特殊部位湿疹有以下几种：

（1）外阴及肛门湿疹

①阴囊湿疹：常表现为慢性损害，阴囊皮肤肥厚，脱屑，皱纹加深似核桃壳外观，触诊感觉发硬，可伴色素沉着或减退；急性发作时，阴囊肿胀、糜烂、

渗出、结痂。瘙痒较突出，夜晚难以入睡，常持续多年不愈。阴囊湿疹应与核黄素缺乏性阴囊炎区别，后者病程短，无浸润肥厚，另外伴有舌炎、口角炎，口服核黄素则在数日至几周内皮损消退。

②女性外阴湿疹：发生于大阴唇及周围皮肤，常表现为肥厚、浸润，患者自觉奇痒难忍，病程慢性经过，有时炎症后色素减退，要与外阴白斑区别。

③肛门湿疹：发生于肛门口及两侧皮肤接触面，有时皮疹波及阴部。皮疹呈潮红色，境界清楚。病程较长则局部皮损增厚，皲裂，又痒又痛。

（2）手部湿疹：手在日常工作生活中接触外界物质的机会很多。通过斑贴试验可以证明大多数手部湿疹由外源性物质引起，实际上为接触性皮炎。汗疱疹型常双手指侧面及掌面首先受累，以后波及手掌，蔓延到手背及手腕，且常对称性分布。以红斑、水疱为主，伴糜烂、渗出、结痂或鳞屑；慢性角化性手部湿疹较为多见，皮肤干燥、角化肥厚、多见皲裂；伴不同程度的瘙痒。

（3）钱币状湿疹：好发于手、足背及四肢伸侧等部位，损害可单发或多发，呈散在性分布，直径约为1～3cm大小，为境界较清楚的密集融合的红斑、丘疹、丘疱疹或水疱及糜烂、渗出、结痂，周围散在丘疱疹呈卫星状分布；慢性者皮肤肥厚，轻度脱屑，瘙痒明显，若有继发感染时，可出现脓疱及局部引流淋巴结炎。

（二）组织病理

急性期时变为伴棘细胞海绵水肿的浅层血管周围炎。慢性期时表皮角化亢进及角化不全，棘层肥厚，表皮突增宽下延；真皮乳头层增厚，乳头内有与表皮垂直的、粗厚的胶原纤维，浅层血管周围有淋巴细胞、组织细胞及少许嗜酸性粒细胞浸润。

（三）实验室检查

怀疑有接触过敏因素者，应做斑贴试验确定接触性变应原。皮内试验或皮肤点刺试验、血清特异性 IgE 抗体检测有助于确定吸入性和食物性变应原。

二、治疗

（一）治疗原则

1. 详细询问病史，寻找和去除病因，避免接触外界刺激因素，不食用刺激性或易致敏的食物，如辣椒、酒、海鲜、牛奶等。

2. 治疗以抗炎、抗过敏、止痒为主。

（二）局部治疗

1. 急性期（无渗出阶段）

炉甘石洗剂外用，每日 2~3 次，也可用 1%~3% 硼酸溶液或生理盐水做冷湿敷，待炎症控制后改用糖皮质激素外用，如 0.1% 丁酸氢化可的松霜或 0.1% 曲安奈德霜等。为避免糖皮质激素长期外用而发生的不良反应，近年使用的"软性激素"如 0.1% 糠酸莫米松霜、0.05% 丙酸氟替卡松霜（商品名为克廷肤）外用，作用强、疗效好，且不良反应小。

2. 急性期（渗出阶段）

常用的湿敷液有 1%~3% 硼酸溶液、0.05% 盐酸小檗碱溶液、0.1% 依沙吖啶溶液、1：20 醋酸铝溶液、0.02% 高锰酸钾溶液、生理盐水等，选择其中一种做开放性冷湿敷。湿敷间歇期可用 40% 氧化锌油外涂。

3. 亚急性期

可选用霜剂或糊膏剂，如糖皮质激素霜剂，选择其中一种，每日外涂 2~3 次。糊膏剂可用氧化锌糊膏或糠馏油糊膏或黑豆馏油糊膏等。青黛散油（青黛 50g、黄檗 50g、石膏 100g、滑石 100g），研细末加麻油调匀外用，每日 2~3 次，有收敛、止痒作用。

4. 慢性湿疹

以外用常用霜剂、软膏剂或硬膏剂为主，主要用药有氧化锌软膏、焦油类软膏及糖皮质激素制剂。如 10% 氧化锌软膏，焦油类软膏如 10% 黑豆馏油软膏、煤焦油软膏、糠馏油软膏等，选其中一种外用，每日 2~3 次；糖皮质激素制剂如 0.01% 氟轻松软膏、0.1% 曲安奈德霜、0.1% 糠酸莫米松霜、0.02% 丙酸氯倍他索霜、0.05% 卤美他松霜及 0.05% 双醋二氟松等，选择一种外用，2~3 次/日。此外，将糖皮质激素溶入具有高渗透力的溶媒如二甲基亚砜（DM-SO），也可提高疗效。外用糖皮质激素软膏（霜）并加油纸或塑料薄膜封包，能使更多糖皮质激素渗入皮内，从而提高疗效。对于手部慢性湿疹，可先用温水浸泡患处后，再搽药或涂药后加封包，可提高疗效。但在炎热多汗的气候条件下及多毛的部位不宜封包，否则易产生感染等不良。每天封包时间不宜超过

8~10小时。还可用含糖皮质激素的曲安奈德新霉素贴剂贴于小片肥厚皮损处。

5. 抗生素药物外用

适用于湿疹伴感染继发细菌或浅部真菌感染时，外用2%莫匹罗星软膏、红霉素软膏等，2次/日。或选用含抗细菌、真菌及糖皮质激素混合霜（软膏）剂外用，如派瑞松、皮康霜、复方康纳乐霜、复方适确得霜剂，必要时选择有效抗生素口服或注射。

6. 非糖皮质激素类外用药

此类药具有不同程度的抗炎、止痒作用，如5%多塞平乳膏、5%~10%色甘酸钠霜、5%氟芬那酸丁酯、5%乙氧苯柳胺软膏、丁香罗勒乳膏等，可酌情选用，但需注意此类药的不良反应发生。

7. 局部免疫调节剂

适用于严重反复的病例且对常规治疗反应差或不耐受者，如0.1%或0.03%他克莫司软膏（商品名为Protopic、普特彼）或1%吡美莫司乳膏（商品名为Elidel、爱宁达），每日2次，薄薄一层外搽于皮损局部。注意初始几天可能有局部刺激反应，如烧灼感、刺痛或瘙痒等。

8. 糖皮质激素皮损内注射

对慢性局限肥厚性小片损害及钱币状湿疹，可在皮损处或真皮浅层分点注射醋酸泼尼松龙或曲安奈德注射液或倍他米松注射液（商品名为得宝松）加1%~2%普鲁卡因或1%利多卡因，每次用量应根据损害大小决定，每2~4周1次，共3~4次，本法不宜长期使用，以免发生皮肤萎缩等不良反应。

（三）全身治疗

1. 抗组胺类药

常用的有两类：一是具镇静作用的抗组胺 H_1 受体药，如氯苯那敏、去氯羟嗪、曲吡那敏、羟嗪、酮替芬、赛庚啶等；二是非镇静作用的新一代抗组胺 H_1 受体药，如阿司咪唑、盐酸非索非那定、西替利嗪、氯雷他定、咪唑斯汀，选择其中1~2种口服。对于湿疹的治疗，具镇静作用的抗组胺类药优于后者，若患者不能耐受嗜睡、口干等不良反应时，可选非镇静作用的抗组胺类药。在治疗慢性湿疹的过程中，因长期服药，可对一种药产生耐受性，此时应更换另一种。

2. 多塞平

具有强的拮抗 H_1 和 H_2 组胺受体作用，并有较强的镇静嗜睡作用。每次口服 25mg，3 次／日或每晚睡前口服 25 ~ 50mg。注意患有青光眼、前列腺肥大及心脏病者慎用。

3. 非特异抗过敏治疗

10% 葡萄糖酸钙 10mL，缓慢静脉注射，1 次／日，或硫代硫酸钠 0.64g 溶解在 10mL 注射用水中，静脉注射，1 次／日。心功能不全者或使用洋地黄类药物时禁用钙剂。复方甘草酸二铵注射液（商品名为甘利欣）150mg 加入 5% 葡萄糖液中静滴或复方甘草酸苷注射液（商品名为美能）40 ~ 60mL 静脉注射或静脉滴注，1 次／日，5 ~ 10 日为一疗程。

4. 抗生素

湿疹急性期或继发感染时，应在抗过敏的同时加用抗生素药物，必要时做细菌培养及药敏试验，然后选择敏感抗生素。

5. 普鲁卡因静脉封闭疗法

普鲁卡因 150mg 加入 5% 葡萄糖液 500mL 中静脉滴注，1 次／日，每 3 日增加 150mg 普鲁卡因，直至每日 450 ~ 600mg 为止，10 次为一疗程，有明显止痒和缓解病情的作用。治疗前普鲁卡因须做皮试。一般无明显不良反应。

6. 糖皮质激素

无论口服还是静脉给药，都能很快控制症状，但停药后易复发，年老者停药后有发生红皮病的危险。另外湿疹是一种慢性反复发作性疾病，长期使用糖皮质激素可引起许多不良反应，因此尽量不用。只有急性严重、泛发性湿疹或湿疹性红皮病患者，采用其他治疗无效，又无高血压、糖尿病、溃疡病等应用糖皮质激素的禁忌证时方可使用，成人可用泼尼松 30 ~ 40mg/d，晨顿服或分次服，待病情缓解后逐渐减量至完全停药。近年也常用倍他米松注射液（商品名为得宝松）肌内注射治疗严重的顽固性湿疹，1mL/次，每 2 ~ 3 周 1 次。注意应用糖皮质激素制剂不应减药或停药过快，以免出现反跳现象。

7. 雷公藤

雷公藤多苷片 1 ~ 1.5mg/（kg·d）或 60 ~ 80mg/d，分 2 ~ 3 次口服。

8. 免疫抑制剂

适用于严重而其他治疗无效的病例。环孢素 3～4mg/（kg·d），分 2～3 次口服，或硫唑嘌呤 0.2mg/（kg·d），分 2 次口服。注意用药期间随访监测药物不良反应。

（四）物理疗法

对顽固慢性湿疹，尤其手部及外阴部慢性肥厚性损害，用其他方法治疗无效时，可采用浅层 X 线放射治疗或用境界线治疗。对泛发性湿疹亚急性及慢性期患者，也可采用光疗法 UVA + UVB 治疗或 PUVA 治疗，可取得一定效果。近年来，新的光疗法如长波紫外线 1（UVA1，波长 340～400nm）、窄波 UVB（NB－UVB，波长 311nm）比传统光疗法疗效更好，且更安全。

三、预防

1. 去除病因及促发因素是预防本病的关键。本病的病因复杂，又因人而异，故对患者的生活习惯、工作环境、饮食、个人嗜好等应做全面、详细的了解。

2. 系统检查，清除病灶，治疗全身性疾患。

3. 避免各种外界不良刺激，如热水、肥皂烫洗、搔抓、外用刺激性药物及内衣避免穿化纤毛皮制品等。

4. 避免吃易致敏及刺激性食物，如海鲜和辛辣等食物。

5. 保持皮肤清洁，防止皮肤感染。

6. 避免过度劳累，保持情绪稳定。

第三节　特应性皮炎

特应性皮炎又称遗传过敏性皮炎、异位性皮炎。患者具有易过敏体质，本人或家族中常有哮喘、过敏性鼻炎、荨麻疹等病史，表现为一种剧烈瘙痒的特殊型的湿疹皮炎。

一、诊断

（一）临床特点

本病症状在不同年龄阶段具有不同特点：一般分为婴儿期、儿童期、青少年及成人期三型。多数患者随年龄增长，趋于缓解，但也有反复发作持续到成年以后的。

1. 婴儿期

亦称婴儿湿疹，多在出生后 1~6 个月左右发病，皮疹好发于颜面及头皮，其次为躯干或四肢。表现为红斑、丘疹、丘疱疹、渗出、结痂，也可为淡红斑、丘疹、干燥及轻度脱屑；常为缓解与发作交替出现。大部分患者至 2 岁时皮疹渐消退而愈。

2. 儿童期

常由婴儿期演变而来，少数也可不经过婴儿期，到儿童期才发病。皮损主要累及肘窝、腘窝、手腕屈面。湿疹型皮疹可表现为红斑、丘疱疹、糜烂、渗出及结痂，但常表现为局部皮肤增厚、色素沉着等慢性期损害。痒疹型皮疹好发于四肢伸面，表现为散在分布的暗红色或肤色丘疹或结节，浅表淋巴结肿大。

3. 青少年及成人期

此类较少见。皮疹基本上类似于儿童期改变，但皮损浸润肥厚呈苔藓样变，有时泛发全身，有时仅有手部湿疹或钱币状湿疹损害。可有白色划痕征呈阳性反应及乙酰胆碱皮内注射呈迟缓苍白现象。

此外，患者可伴发幼年白内障、鱼鳞病、眼周黑晕、干皮症、掌纹症、毛周隆起，易伴发病毒、细菌及真菌感染等。

（二）实验室检查

血液嗜酸性粒细胞增加，变应原皮内试验或皮肤点刺试验可呈阳性反应，血清中总 IgE 增高和特异性 IgE 增高，抑制性 T 淋巴细胞减少。

二、治疗

（一）治疗原则

1. 尽量寻找和避免可能诱发病情加重的刺激因素和致敏原。

2. 治疗以抗炎、抗过敏、止痒为原则。

（二）局部治疗

根据皮炎分期，遵循外用药的基本原则，选择适当的外用药剂型及药物外用，与湿疹治疗基本相同。

1. 急性期皮炎

若有渗出，可选用2%~3%硼酸溶液或复方醋酸铝溶液做湿敷；有感染者用0.05%盐酸小檗碱溶液或0.02%高锰酸钾溶液或0.1%依沙吖啶溶液连续开放冷湿敷。无渗出时，可外用炉甘石洗剂或单纯扑粉。

2. 亚急性期皮炎

可外用糊膏或乳剂，如氧化锌糊膏、糠馏油糊膏、黑豆馏油糊膏和糖皮质激素霜剂等。

3. 慢性期皮炎

可应用糖皮质激素霜剂或软膏、氧化锌软膏及焦油类软膏制剂，配合使用疗效更好。糖皮质激素制剂如0.1%丁酸氢化可的松软膏、0.1%曲安奈德霜、曲安奈德尿素软膏、0.02%丙酸氯倍他索霜及0.05%卤美他松霜等，选择一种外用，2~3次/日。为避免糖皮质激素长期外用而发生的不良反应，"软性激素"如0.1%糠酸莫米松霜、0.05%丙酸氟替卡松霜1次/日外用，其作用强、疗效好，而且不良反应小。10%氧化锌软膏、焦油类软膏如10%黑豆馏油软膏、煤焦油软膏、糠馏油软膏等，选其中一种外用，每日2~3次。

（三）全身治疗

1. 抗组胺类药物

这类药物具有镇静、止痒和抗炎作用，是常用的一类制剂。可选用一种或联合两种使用，需长期治疗者，可定期更换抗组胺制剂的种类。常用的具有镇静作用的有氯苯那敏、赛庚啶、羟嗪、酮替芬、苯海拉明等；无镇静作用的有盐酸非索非那定、阿司咪唑、西替利嗪、氯雷他定、咪唑斯汀等。其中伴哮喘的特应性皮炎患者，应首选酮替芬，有明显止痒、减轻哮喘、改善皮损的作用。酮替芬、羟嗪、桂利嗪、赛庚啶、咪唑斯汀、西替利嗪等除抗组胺外，尚有抗5-羟色胺、白三烯和抑制嗜酸性粒细胞趋化等作用，可能对止痒与减轻炎症更有效。

2. 抗生素

细菌感染可激发特应性皮炎或加剧病情；当糜烂、渗出面积大或有继发感染时应选择有效抗生素口服或注射，以改善临床症状，如红霉素 250 ~ 500mg，3 ~ 4 次/日，口服，儿童剂量 50mg/（kg·d）；或克拉霉素 250mg，2 次/日，口服，儿童剂量 7.5mg/（kg·d）。

3. 免疫调节剂

具有不同程度缓解病情的作用，也能使免疫功能异常恢复正常。

（1）雷公藤：雷公藤多苷片每次 20mg，每日 3 次。本药不应用于儿童及孕妇。

（2）胸腺激素制剂：胸腺肽及胸腺因子 D 对儿童患者有较好的疗效，5 ~ 15mg 隔日一次肌内注射。有人报告称采用胸腺喷丁（胸腺五肽）及胸腺刺激素（thymostimulin）皮下注射取得良好效果，亦有人采用胸腺素肺愈穴注射取得疗效。

（3）转移因子：剂量为 2mL，上臂三角肌处皮下注射，每周 1 次，6 ~ 10 次为一疗程。

（4）干扰素：采用基因工程干扰素 – γ1b 100 万 U 皮下注射或肌内注射，隔日 1 次，持续 4 ~ 8 周或更长时间，有助于临床症状的改善。

（5）卡介苗多糖核酸注射剂（商品名为斯奇康注射液）：治疗特应性皮炎剂量每次 1 支（0.35mg），隔日肌内注射 1 次，连续 3 个月。

（6）大剂量静脉注射免疫球蛋白（HDIVIG）：对高 IgE 患者、难治性特应性皮炎有效，剂量 0.4g/（kg·d），连续注射 5 日。此法治疗费用高。

4. 免疫抑制剂

对顽固难治的特应性皮炎采用其他方法无效或长期使用糖皮质激素减量又复发的成年患者可试用。一般使用硫唑嘌呤 50 ~ 100mg/d，或环磷酰胺 100mg/d。近年来有人建议使用环孢素 A 3 ~ 5mg/（kg·d），临床观察报告，疗程 7 ~ 16 周，可获得明显的临床改善。在治疗过程中应随时观察可能发生的各种不良反应，定期查血、尿常规和肝、肾功能。

5. 糖皮质激素

一般不宜应用，但对严重的特应性皮炎患者，用其他治疗不能控制时，可考虑短期使用此法。一般成年人用泼尼松 30 ~ 50mg/d 口服或相当剂量其他糖皮质激素口服或静滴，皮疹控制后逐渐减量至完全停药。

6. 抗纤维蛋白酶制剂

6 - 氨基己酸成人 8 ~ 16g/d，分 3 ~ 4 次服，10 岁以下儿童 100mg/kg，3 ~ 4 次/日；或氨甲苯酸（止血芳酸）0.25 ~ 0.5g，3 次/日，有一定抗炎效果。

7. 色甘酸钠和曲尼司特

具有阻断抗原 - 抗体结合，稳定肥大细胞膜，防止肥大细胞脱颗粒及炎症介质释放的作用。对部分病例有相当疗效。剂量为每次 100mg，每日 3 ~ 4 次。因口服吸收差，现多用吸入给药或外用，曲尼司特口服易吸收，剂量为 100mg，3 次/日。

8. 派甲酯（利太林）

系中枢兴奋药，对抗抑郁症。可每日使用 10mg 以后逐渐增至 15mg，3 次/日。如剂量合适，对止痒、减轻皮损有较令人满意的效果。有青光眼、激动性忧郁或过度兴奋者禁用；癫痫及高血压患者慎用。

9. 变应原免疫（减敏）疗法

有不少学者指出，尘螨是特应性皮炎的重要因素。可采用纳他霉素对居室进行消毒，连续使用 6 个月。同时，患者如对尘螨过敏，可采用尘螨浸液减敏治疗。治疗前先行皮试，阳性者以 0.2mL 皮下注射开始，每次递增 0.2mL，每周 1 次，15 次为一疗程，最大剂量不超过 1 ：5 000，1mL。一般需治疗 3 ~ 6 个月以上。治疗过程中如出现激惹现象，不应再增加剂量或暂停。每次注射后应观察半小时，若发生过敏性休克便于立即抢救。有心、肝、肾功能不全者禁用。变应原免疫疗法对单纯特应性皮炎患者通常无效；对特应性皮炎并发呼吸道过敏症状者可能部分有效。

（四）物理疗法

光疗法采用长波紫外线（UVA）、中波紫外线（UVB）、UVA + UVB、光化学疗法（PUVA），均可有效治疗特应性皮炎。据文献报告称，长波紫外线与中波紫外线比较，长波紫外线对特应性皮炎的治疗较有效，刺激也较少。

1. 光化学疗法（PUVA）

有报告称 PUVA 对治疗特应性皮炎有效。方法如下：在照射长波紫外线

（UVA）前，患者全身外用 0.3% 的 8 - 甲氧沙林霜，UVA 起始量为最小光毒剂量的一半，以后逐渐增加剂量到明显临床改善为止，每日治疗 1 次。亦有人主张，对顽固难治的特应性皮炎，于照射 UVA 前 2 小时口服 8 - 甲氧沙林 0.6mg/kg，根据患者皮肤对紫外线的耐受性和照射反应来决定照射剂量，一般从 0.5J/cm² 逐渐增加到 2J/cm²，待皮损消退后改为维持量，约经 10~25 周治疗后，病情可缓解。

2. 长波紫外线 1（UVA1）和窄波紫外线（NB - UVB）

20 世纪 90 年代发展起来的长波紫外线 1（UVA1，波长 340~400nm）和窄谱 UVB（NB - UVB，波长 311nm）是用于皮科临床的新光疗法，适用于中、重度特应性皮炎。与传统的光疗法相比，UVA1 具有穿透性强且无补骨脂素相关的不良反应和光毒反应；NB - UVB 是 UVB 最有效的成分，能够提高疗效，且降低红斑反应。推荐用法如下：中剂量 UVA1 50J/cm²（40~60J/cm²）或大剂量 130J/cm²（80~130J/cm²），通常每周连续照射 5 天，连续 2~6 周（或间隔照射，2~3 次/周），总照射次数 10~30 次。国外临床经验显示，多数患者经 10 次照射即可达到令人满意的疗效。症状得到控制后可采用小剂量 UVA1（20~30J/cm²）或窄谱 UVB 照射维持疗效，NB - UVB 每周连续照射 5 天，3 周即可有明显效果。禁忌：年龄 18 岁以下、对 UVA 和（或）UVB 高度敏感者、正在服用光敏剂者、自身免疫性疾病或存在免疫功能障碍者（如 HIV 感染、恶性肿瘤患者）、孕期或哺乳期妇女及并发严重心血管疾病患者等。

三、预防

由于本病的病因复杂，寻找病因比较困难，因此主要预防方法是减少本病的多种激发因素，使症状减轻或缓解。

1. 寻找和避免可能的外界刺激因素，避免搔抓和摩擦。婴幼儿没有自控能力，应注意将患儿双手固定或戴上手套。婴幼儿衣、被要清洁、柔软、宽大，不要过暖，以免加重痒感；内衣不用毛丝织品；洗浴时尽量把身上的肥皂冲净；尿布不宜用塑料化纤制品。避免使用热水肥皂洗烫身体。室内温度、湿度适宜，不要过热。

2. 寻找和避免可能的致敏源。最主要的空气变应原有：屋尘、屋尘螨、花粉、动物毛（猫狗）、霉菌。常见的食物变应原有：牛奶、花生、大豆、坚果、鱼、虾、小麦。

3. 注意饮食及消化功能情况，必要时采用低变应原饮食（推荐在出生后头几个月）。或者对牛奶过敏者，牛奶煮沸时间要延长，以减少其抗原性。如母乳过敏，劝告母亲暂勿吃鱼、虾等抗原性强的食物。成年患者应不饮酒、不食用刺激性食物，进食可能诱发本病的食物如鱼、虾、蟹、蛋和牛奶时，应观察食物与病情的关系，如进食后加剧病情者，应忌食。

4. 保持精神愉快，不宜过度劳累，避免紧张、情绪激动等使皮损加重。

5. 有活动性皮损时，不宜注射疫苗，并避免接触单纯疱疹患者，以免引起疱疹性湿疹。

第八章 苔藓类皮肤病

第一节 扁平苔藓

扁平苔藓是一种原因未明的炎症性皮肤病，目前认为神经、内分泌、自身免疫、药物和肝病等因素与本病的发生有密切关系。本病病程为慢性，有自限性，大多可自然消退。

一、诊断

（一）临床特点

好发于青年及成人，主要累及皮肤、黏膜，其次为毛发、指（趾）甲。典型皮疹形状为多角形、圆形的扁平丘疹或斑丘疹，颜色为红色或紫红色，边界清楚，表面有一层角质薄膜，具蜡样光泽，以放大镜观察可见灰白色斑点或网状纹，称 wickham 纹。丘疹孤立，散在或融合成片，皮疹可散发全身，但以腕屈侧、前臂、股内侧、胫前和腰臀部多见，常对称发生，偶可急性泛发全身。

扁平苔藓有几种特殊的临床形态：①线状扁平苔藓，皮疹排列成线状或带状，多位于肢体的一侧。②环状扁平苔藓，皮疹排列成环状，多见于龟头，亦可见由较大的丘疹中央消退后形成。③肥厚性扁平苔藓，皮疹集聚成肥厚增殖性斑块，多见于胫前及踝部。④疱性扁平苔藓，在扁平丘疹或正常皮肤上出现水疱或大疱。⑤光化性扁平苔藓，与日晒有关，多见于暴露部位，皮疹特征为浅褐色或紫色圆形或椭圆形斑，可呈环状外观。⑥掌跖部扁平苔藓，多发生于掌跖缘，呈局限性黄色角质增厚的斑块或结节，在足部的皮疹可发生大疱。破后形成慢性溃疡，可癌变。⑦色素性扁平苔藓，皮疹炎症不明显，为黑褐色或紫褐色色素沉着斑。

黏膜扁平苔藓多与皮损伴发，也可单独发生。多见于颊黏膜上下咬合部，口唇、舌背等处，也可见于外生殖器黏膜，如龟头处。多为呈网状的细纹，也可为白色斑点或呈环状。有时可出现糜烂、溃疡。

甲扁平苔藓可累及几个或全部的指（趾）甲，表现为甲板变形、粗糙、无光泽，表面可有细微平行纵嵴或线状沟纹，甲板脆弱、变薄，可出现甲翼状胬肉，此为扁平苔藓甲损害的特征，如指（趾）甲母质被破坏，则指（趾）甲难以恢复。

扁平苔藓若侵犯毛发，则被称为毛发扁平苔藓，可累及头皮及光滑皮肤的毛发。最初表现为红斑、毛囊性丘疹，逐渐发展为瘢痕性秃发，多呈斑片状，偶为弥漫性。

患者自觉症状因人而异，有的瘙痒显著，也可不痒；糜烂、溃疡性皮损疼痛明显。

一般人认为扁平苔藓是一种自限性疾病，多在几个月及数年内消退。但黏膜扁平苔藓，尤其是糜烂、溃疡性和肥厚性扁平苔藓常持续多年。

（二）组织病理

表皮角化过度，颗粒层楔形增厚，棘层变薄或不规则增生，皮突呈锯齿状，基底细胞液化变性。真皮上部单核细胞带状浸润，可见噬黑素细胞及嗜酸性胶样小体。

二、治疗

由于扁平苔藓可自然消退，对局限且无症状的可不必治疗。但急性泛发性、症状严重，累及毛发和指（趾）甲的患者则需要治疗，本病无特效疗法，以对症为主，目的是缓解症状、减轻炎症反应、减少及预防继发改变等。应根据每个患者皮疹的多少、部位、轻重等来制定具体治疗方案。

（一）一般疗法

注意休息，消除精神紧张，减轻忧虑，保持良好心情；消除可使敏感组织损伤的因素，如酗酒、吸烟、尖锐或粗糙的牙托及不合适的矫口器等，积极治疗磨牙症；对光化性 LP 可应用遮光剂；忌用可能激惹本病的药物如链霉素、金剂、砷剂及磺胺类药物、氯噻嗪等。

（二）全身治疗

1. 糖皮质激素

急性泛发、重症、指（趾）甲或毛发严重受累以及黏膜有继发性溃疡患者可使用皮质激素治疗，如泼尼松 40～60mg/d，症状消失或缓解后逐渐减量，一般在 4～6 周内减至 5～10mg/d，至最后停药。

2. 维 A 酸类

使用较多的是异维 A 酸 10～60mg/d、阿维 A 20～50mg/d，以后者疗效为佳。疗程可达 8 周，症状改善后药量减半，维持治疗至最后停用。使用时应注意以下不良反应：黏膜干燥、皮肤瘙痒、毛发脱落、转氨酶升高、皮疹、甲沟炎等。维 A 酸类有致畸作用，服异维 A 酸期间和停药后半年内应避孕，服阿维 A 则应延长至停药后 2 年。

3. 抗真菌药物

（1）灰黄霉素：对口腔部严重糜烂以及 LP 皮损有效。用法：500～600mg/d，分 1～3 次口服。总量 18g，其治疗作用可能和干扰角质形成细胞的核酸代谢有关，对大疱性 LP 疗效较好，一般用药 6～12 周见效，以后减为 250mg/d，继续治疗，总疗程达 6～12 个月。不良反应有恶心、呕吐、头痛、嗜睡、疲乏、白细胞减少、肝功能损害、荨麻疹及光敏感等。

（2）两性霉素 B：国外有人在治疗念珠菌培养阳性的口腔 LP 中使用；并获得良效。

4. 氨苯砜（DDS）

DDS 治疗大疱性 LP 有效，对皮肤口腔糜烂型 LP 及 LP 脱屑性齿龈炎治疗有帮助。用法为：50～100mg，每周 2 次，疗程据病情而定。其不良反应有贫血、药物性皮炎、嗜中性粒细胞减少、肝肾损害等。

5. 免疫抑制剂

（1）环孢素 A：用法为：3～6mg/（kg·d），疗程 6～8 周。大部分患者在 2 周内见效。不良反应有高血压、感觉异常及肾功能不全等。勿与非甾体类抗炎药同时使用。环孢素 A 口腔含漱（每日 1～5mL，每毫升含 100mg），治疗口腔 LP 有效。

（2）雷公藤多苷片：0.5～1mg/（kg·d）口服对口腔黏膜网状斑纹型病变

的疗效较好，疗程 2 个月。不良反应有白细胞减少、贫血、血小板减少，男性抑制精子形成以及女性闭经等。

（3）其他：如硫唑嘌呤、环磷酰胺、氨甲蝶呤等治疗 LP 成功的也有报道，硫唑嘌呤对类天疱疮样 LP 和严重的口腔糜烂型 LP 有良效。也有报告称用昆明山海棠治疗口腔糜烂型 LP 很有效。

6. 免疫增强剂

（1）左旋咪唑：对口腔 LP 有效。用法为：20mg，每日 3 次，连服 3 日，停 3 日，21 天为一个疗程。糜烂型可加用苯丙酸诺龙 25mg，每周肌内注射一次。泛发性 LP 用左旋咪唑 50mg，每日 3 次，连服 3 日，间隔 7 日，疗程为 1 ~ 2 个月。

（2）转移因子：对口腔 LP 有效，用法为：每次 1U ~ 2U，每周 2 次，皮下注射于上臂内侧或腹股沟下端淋巴回流丰富处，10 天为一个疗程。

（3）组胺球蛋白：2mL 皮下注射。隔日 1 次，连续使用 12 ~ 20 天可使损害消退或改善，不良反应有面部充血、恶心、呕吐、头痛等，少数患者第一次注射后，使原有的皮疹恶化或哮喘发作加重，此时应及时停药。

（4）聚肌胞：每次 2mg，每周 2 次，肌内注射。

（5）免疫核糖核酸：2mg，每周 1 次，于上臂内侧淋巴回流丰富处皮下注射，3 个月为一个疗程。通常在用药 6 周后病变消退或缓解。

7. 抗组胺类药物及镇静剂

对瘙痒显著、精神紧张焦虑的患者有效。抗组胺药及镇静剂可按常规剂量使用，睡前可给羟嗪 50mg。

（三）局部治疗

对局限性、小面积皮损，单纯使用外用药，即可获得满意疗效。

1. 糖皮质激素

常用的剂型有软膏、霜剂，如 0.1% 曲安奈德霜等。局限性肥厚性皮疹用封包可增强疗效，或用硬膏如肤疾宁贴敷。对于口腔扁平苔藓病变广泛、有症状或形成糜烂、溃疡者必须积极治疗，常用的有气雾剂，如戊酸倍他米松，每次 100mg，每日 3 ~ 4 次。服用糖丸或用糖浆漱口，如倍他米松糖浆 0.6mg/5mL，或地塞米松糖浆，口含 10 分钟，每日 4 次。还可用药膜（如 0.1% 曲安奈德药膜等），药膜能在水浸后成为溶胶，进而黏附在口腔黏膜的表面。在口腔局部使用皮质激素的过程中，若患者突然出现口腔肿痛或声音嘶哑现象，应怀疑并检查口腔是否并发了真菌感染。如感染了白色念珠菌，应给予抗真菌治疗。

2. 维 A 酸类

对高度性角化皮疹疗效较好。常用的为 0.1% 维 A 酸霜。对口腔黏膜过度角化、树枝状斑纹可用 0.1% 维 A 酸口腔膜或复方维 A 酸口腔膜（含维 A 酸及皮质激素等成分）治疗。对糜烂、溃疡性病变禁用。一般每日早晚用药两次，用药前先漱口。

3. 皮损内注射

皮损内注射糖皮质激素，对局限性肥厚性皮疹、指（趾）甲损害及口腔黏膜的损害均有效。对局限性肥厚性扁平苔藓、口腔黏膜小面积糜烂损害局部用药疗效差的、少数指（趾）甲受累的情况下进行皮损内注射。用 10mg/mL 的曲安奈德溶液局部注射，0.1mg/cm，每周 1 次，通常注射 2～3 次可见效。也可用醋酸泼尼松龙皮损内注射，剂量视皮损大小而定，一般每次注射 0.5～1mL。注射时可加等量的 2% 利多卡因或盐酸普鲁卡因，以减轻疼痛。

4. 他克莫司和吡美莫司

近年来他克莫司软膏和吡美莫司霜作为免疫调节剂，局部外用于扁平苔藓的治疗，有一定疗效。

5. 其他

依济复（重组人表皮生长因子 thEGF）局喷可治疗口腔黏膜糜烂性扁平苔藓。也有报道称 2% 苯妥英钠软膏治疗 LP 有效；另外各种焦油制剂可用于肥厚局限性 LP，如 5%～10% 的黑豆馏油软膏等。对瘙痒者的治疗除了使用皮质激素制剂外，还可外用炉甘石洗剂，以及含樟脑、薄荷或石碳酸的醋剂等。

（四）物理疗法

1. PUVA 疗法：适用于泛发性和毛发扁平苔藓，但在皮疹消退后多数不需维持治疗。头皮扁平苔藓在照射时要剃除毛发。PUVA 疗法与口服维 A 酸类药物联合应用可提高疗效。

2. CO_2 激光、冷冻疗法适用于肥厚性扁平苔藓的皮损。

3. 采用浅层 X 线、境界线以及放射性核素^{32}P、^{90}Sr 照射皮损处。

（五）外科手术

累及口腔黏膜和足跖的持久性糜烂、溃疡性扁平苔藓不仅影响进食和行走，且常对治疗抵抗，此时可行外科切除术，范围较大者行植皮术。癌变者应及时通过手术切除。

（六）中医药治疗

中医称本病为"紫癜风"。常分四种证型论治：①湿热蕴阻证，起病突然，皮疹泛发，表面光泽，呈紫红色，甚或起水疱、舌质红、苔薄黄，脉滑。治宜疏风清热，祛湿止痒。方用消风散加减，防风 10g、蝉衣 6g、牛蒡子 10g、苦参 10g、生石膏 30g、知母 10g、当归 10g、赤芍 10g、苍术 10g、生甘草 6g。水煎服，每日 1 剂。外用三黄洗剂。②气血瘀滞证，病程较长，多发于四肢，皮损增厚，颜色紫暗，表面粗糙，舌紫暗有瘀斑，脉弦。治宜化瘀通经、搜风清热。方用通络活血方加减，当归尾 10g、赤芍 15g、桃仁 10g、红花 10g、王不留行 10g、泽兰 10g、牛膝 10g、鬼箭羽 15g、乌蛇 10g、僵蚕 10g、首乌藤 15g、黄芩 10g。水煎服，每日 1 剂。外用土大黄膏涂搽。③肝肾阴虚内热证，多发于口腔、唇部，伴急躁、少寐、咽干、舌红少苔，脉细，治宜滋补肝肾、滋阴降火。方用知柏地黄汤加枸杞子、金莲花、藏青果、丹参。外用养阴生肌散吹撒患处。④肾虚湿热下注证，多发于阴部、肛门、龟头等处，有灰白色丘疹和网状条纹、溃疡，伴小便短赤、尿道口刺痛，苔黄腻，脉滑数。治宜滋补肾阴、清利湿热。方用六味地黄汤和龙胆泻肝汤加减，外用养阴生肌散扑撒患处。

第二节　线状苔藓

线状苔藓是一种原因不明的自限性、炎症性皮肤病。因皮疹常沿肢体的血管或神经分布，有学者提出本病与脊髓神经的机能障碍有关，或与患处的末梢神经对外来刺激反应性增强有关。

一、诊断

（一）临床特点

多见于儿童，皮损为多数针尖至粟粒大扁平多角形或圆形丘疹，形成长短、宽窄不一的条纹状或带状，皮疹多为淡红色或肤色，表面覆有少量鳞屑，略有光泽，多单侧分布于四肢或颈侧，一般无自觉症状。本病起病较急，通常在 3~6 个月内消退，不留痕迹。偶有迁延者。

（二）组织病理

缺乏特异性。表皮有不同程度的角化不全，细胞内、细胞间水肿，偶有少数角化不良细胞。真皮浅层血管周围有中等密度淋巴组织浸润。

二、治疗

1. 一般治疗

本病可自行消退，多无症状，一般不需治疗，外涂糖皮质激素软膏，口服维生素 B_2 有一定疗效。

2. 中医药治疗

由于线状皮损多见于肺、脾二经循行处，故中医辨证为脾肺二经风湿蕴阻，治宜健脾除湿、清肺疏风。此病可用苍术和白术各 10g、茯苓 10g、陈皮 10g、泽泻 10g、黄芩 10g、桑白皮 10g、赤芍 10g、白蒺藜 10g、白鲜皮 15g。水煎服，每日一剂。也可用大枫子油，或蛋黄油外涂。

第三节　毛发苔藓

毛发苔藓又称毛周角化病，是一种慢性毛囊口角化性皮肤病，病因不明，似与先天因素有关，常有家族发病史，可能为常染色体显性遗传。本病常与鱼鳞病、掌跖角化病并发。

一、诊断

（一）临床特点

少年发病，至青春期达高峰，以后逐渐减轻。此病常见于皮肤干燥者，丘疹为针尖大、正常皮色或暗红色、散在性、与毛孔一致的尖顶状丘疹，丘疹顶部有一个灰褐色角栓，中央有一根毳毛穿出或卷曲在内。丘疹除去角栓可见漏斗状小凹，不久角栓又新生。其常对称分布于上臂及股部伸侧，也可见于前臂、肩胛、臀和面颊。本病发展缓慢，冬重夏轻，一般无症状或微痒。

（二）组织病理

表皮角化过度，毛囊口扩张，内有角栓，角栓内常有毳毛。真皮浅层血管周围轻度炎细胞浸润。

二、治疗

本病无自觉症状，对健康无碍，一般不需治疗或仅做对症处理。

（一）全身治疗

可大剂量服用维生素 A 及维生素 E，有人提出每日口服维生素 A 10 万 IU 及维生素 E 800mg 的治疗方案但长期应用要注意维生素 A 中不良反应的发生，如头痛、厌食、皮肤瘙痒、唇炎、易激动、肌肉疼痛和骨疼痛等，一旦出现不良反应，应立即减量或停用。儿童和孕妇不宜大剂量应用。

（二）局部治疗

外用角质松解剂如 5% 水杨酸软膏，10% ~ 20% 尿素软膏，此外 10% ~ 20% 鱼肝油软膏，5% ~ 10% 硫磺软膏、0.1% 维 A 酸或求偶素软膏也可使用。轻者可仅用润肤剂。

（三）物理疗法

矿泉浴，紫外线照射可使部分患者好转。

（四）中医药治疗

中医认为本病系脾虚营血不足、血虚风燥、肌肤失养所致。治宜健脾养血、润燥熄风。方用养血润肤饮加减，生熟地各 10g、当归 10g、天麦冬各 10g、黄芪 10g、苍术和白术各 10g、焦三仙 10g、僵蚕 10g、首乌藤 15g，水煎服，每日 1 剂。此方也可配成丸药，每服 9g，每日 2 次。外用天麻膏涂搽。

第九章 结缔组织病

第一节 红斑狼疮

红斑狼疮是一种慢性病情反复发作的自身免疫性疾病。病因与发病机制尚不十分清楚，发病多与遗传、病毒感染、药物、物理因素、免疫异常、雌激素等有关，系在遗传基础上受环境因素影响诱发的自身免疫性疾病。本病为一种病谱性疾病，盘状红斑狼疮和系统性红斑狼疮为病谱的两个端型，中间有亚急性皮肤型红斑狼疮、深在性狼疮等多个类型。

一、诊断

（一）盘状红斑狼疮（DLE）

1. 好发年龄

本病多见于 20~40 岁的中青年女性，男女比例约为 1：2，且男性发病年龄一般较女性稍大。

2. 好发部位

皮损好发于两颧部、鼻背、口唇、前额、头皮、耳郭、手背、胸前等处，偶可发生于四肢、躯干、掌跖皮肤和口腔黏膜部位。

3. 典型损害

（1）皮肤损害：为持久性境界清楚的盘状红斑，边缘微隆起，中央轻微凹陷，伴毛细血管扩张，表面覆黏着性鳞屑，去除鳞屑后可见角质栓和扩大的毛孔，发生日久的损害可见萎缩性瘢痕、浸润肥厚性斑块和色素减退，少数患者的指尖、耳郭、足跟可出现冻疮样损害，偶可播撒至四肢和躯干。皮损多为对称性分布，两颧和鼻梁处损害连接呈蝶形，具有特征性。

少数皮损可发生钙质沉着、基底细胞癌、鳞状细胞癌、角化棘皮瘤等，1%～5%患者可发展成系统性红斑狼疮。

（2）黏膜损害：口腔黏膜损害呈淡红色斑，边缘发红，表面浸渍发白，可糜烂或形成浅溃疡，最后出现萎缩。唇部尤其是下唇可出现暗红色斑，表面覆灰白色鳞屑或黏着性痂，轻微挛缩，唇纹可消失。

（3）头发改变：头皮损害可引起头发局限性永久性脱落。

（4）指（趾）甲改变：一般无明显改变，少数可有甲变色、甲板轻微增厚、甲表面脱屑、甲床角化过度等，可呈红、绿色甲板伴纵向条纹和甲碎裂。有时一个或数个指（趾）甲萎缩。

4. 自觉症状

患者多无自觉症状，少数可有轻微瘙痒和皮肤紧缩感，日晒后症状加重。偶有低热、关节痛等全身症状。

5. 病程

病情进展缓慢，病程可持续数年至数十年。

6. 实验室检查

约35%患者血清抗核抗体阳性，少数γ球蛋白增高、类风湿因子阳性、血沉增快和白细胞总数轻微降低。

皮损处活检组织病理示：表皮角化过度，角栓形成，基底细胞液化变性；真皮灶性淋巴细胞浸润。90%患者狼疮带试验阳性。

（二）亚急性皮肤型红斑狼疮（SCLE）

1. 好发年龄

患者多见于中青年女性，也可见于老年人。

2. 好发部位

皮损主要发生于面、颈、肩和躯干部，少数可发生于前臂和手背。偶可累及口腔黏膜，腰以下部位很少受累。

3. 典型损害

（1）皮肤损害：损害以丘疹鳞屑型和环状红斑型为主。

丘疹鳞屑型皮损初为红色丘疹，逐渐向周围扩展形成浅表暗红色斑块，表面覆少量灰白色鳞屑，似银屑病或糠疹样，消退后可留有色素沉着。

环状红斑型皮损初为水肿性淡红色至暗红色斑疹及丘疹，边缘不断向外扩展，而中央逐渐消退，形成境界清楚、大小不等的环状或多环状损害，边缘隆起且覆少量鳞屑，中央消退后留有毛细血管扩张及色素沉着，周围可见少数水疱和结痂。

两型皮损数量均较多且表浅，散在分布或有融合倾向，无毛囊角栓和萎缩。

（2）黏膜损害：口腔黏膜损害呈淡红色斑，表面浸渍发白，可糜烂或形成浅表性溃疡。

（3）系统损害：可伴有关节炎、雷诺征、浆膜炎、骨骼肌及中枢神经系统受累，但症状轻微。约65%丘疹鳞屑型患者可发生狼疮性肾炎，而环状红斑型患者极少有肾脏受累，且损害轻微。

（4）头发改变：一般无头发脱落。

（5）指（趾）甲改变：甲皱襞可轻微萎缩，甲板可凹凸不平。

4. 自觉症状

皮损轻微瘙痒，部分患者可有低热、关节酸痛、肌痛、乏力等全身症状。

5. 病程

病情进展缓慢，日晒后加重，皮损可持续数月。

6. 实验室检查

约60%患者血清抗核抗体阳性，60%～70%抗Ro抗体和约40%抗La抗体阳性，部分患者狼疮细胞阳性和IgG、γ球蛋白及免疫复合物增高，血沉可增快，白细胞和血小板数量减少。

皮损处活检组织病理表现与盘状红斑狼疮相同，狼疮带试验阳性。

（三）深在性红斑狼疮（LEP）

1. 好发年龄

患者多为中青年女性，也可见于老年人。多数患者伴有盘状红斑狼疮，也见于2%～5%的系统性红斑狼疮患者。

2. 好发部位

好发于面颊部，也可见于臀部、上臂、股部和胸部，损害呈单侧或双侧分布。不累及内脏器官及黏膜。

3. 典型损害

为质韧、如橡皮样的深在性结节和斑块，直径为 1～3 厘米或更大，触诊与周围组织界限较清楚。表面皮肤正常或呈淡红色，身体其他部位可有盘状红斑狼疮皮损。

4. 自觉症状

患处常有不同程度的疼痛，并发盘状或系统性红斑狼疮者可有相应局部和全身症状。

5. 病程

损害可自行消退，但多倾向于持久存在。

6. 实验室检查

约 30% 患者血清抗核抗体阳性，部分患者抗 dsDNA、抗 ssDNA、抗 SSA、抗 SSB 抗体阳性。

深在性结节或斑块活检组织病理示：真皮深部和脂肪层为淋巴细胞性脂膜炎；免疫显微镜下可见线状基底膜带；直接免疫荧光可见真皮小血管及深部血管有免疫复合物沉积。

（四）系统性红斑狼疮（SLE）

1. 好发年龄

患者多为中青年女性，也可见于儿童。多数患者伴有盘状红斑狼疮或由 2%～5% 的盘状红斑狼疮发展而来。

2. 好发部位

皮损好发于面、颈、胸前、双手背、前臂外侧、耳郭等暴露部位，少数泛发。多数患者伴有内脏器官、头发、黏膜及指（趾）甲损害。

3. 典型损害

（1）皮肤损害：见于 80%～90% 患者。面部有特征性蝶形水肿性红斑，颜色鲜红或紫红，境界清楚，表面光滑或覆少量灰白色黏着性鳞屑，偶有渗出和水疱，消退后留褐色斑。指（趾）及甲皱襞有水肿性暗红色斑、多形红斑样或冻疮样损害，可见短线状毛细血管扩张，指（趾）末端可见少数紫红色斑点、瘀点、紫斑、溃疡、坏死及点状萎缩等。

身体其他部位可有红色丘疹、斑丘疹、疱疹、多形红斑、皮下结节、网状青斑、毛细血管扩张等多形性损害。多数患者具有光敏性，日光照射后症状加重或皮疹数量增多、面积扩大。

（2）黏膜损害：约25%患者有口腔、口唇、鼻、眼及外阴黏膜受累，损害为点片状红斑和瘀斑，可糜烂或形成浅表性溃疡，表面浸渍发白，边缘绕有轻度浸润性红晕。唇部常有水肿、痂皮和皲裂。外阴损害可继发感染，出现脓性分泌物。

（3）头发损害：多数患者的头发稀疏、易断、干燥、无光泽、长短不一，约50%患者在疾病进展期有局限性或弥漫性脱发，以前额及头顶处最为明显，但多数可恢复。

（4）甲损害：可有甲板变色、脱屑、轻微增厚、纵嵴，部分甲半月处变薄或分层。

（5）肾损害：约80%患者有肾脏受累，主要表现为肾炎或肾病综合征，后期可发生肾功能衰竭，出现尿毒症。

（6）其他损害：约30%患者有其他损害，如心肌炎、心包炎、冠状动脉炎、肝肿大、脾肿大、肠系膜血管炎、肠穿孔、贫血、急性肺炎、间质性肺炎、胸膜炎、癫痫、卒中、眼底出血、雷诺现象、浅表淋巴结肿大，以及情绪波动、性格改变等。

4. 自觉症状

皮损可有轻微瘙痒和灼热感，日晒后加重；伴有深在性狼疮者，患处可有疼痛。常有不规则发热、寒战、乏力、倦怠、纳差、体重下降、关节痛、肌痛、头痛等全身症状。内脏器官受累者可出现相应症状。

5. 病程

皮损加重与缓解相互交替，部分可自行消退。内脏可为慢性进行性损伤，病程可达数年甚至数十年。

6. 实验室检查

患者血清90%～95%抗核抗体、60%～70%抗dsDNA抗体、35%～40%抗Sm抗体、20%～25%抗nRNP抗体、60%以上抗Ro抗体阳性。其他可有全血细胞减少、血沉增快、RPR阳性、γ球蛋白明显增高、白蛋白减少、血清IgG和IgM升高、总补体降低、类风湿因子阳性等。

约92%皮损处狼疮带试验阳性，伴有内脏受累者可出现相应阳性检测指标。

二、治疗

（一）一般治疗

避免日光照射，外出时着长袖、撑遮阳伞或戴长檐帽，暴露部位皮肤涂搽指数较高的防晒霜，脱离寒冷、潮湿的环境。加强营养，多食用高蛋白、高维生素、高能量饮食，忌食灰菜、小白菜、油菜、芥菜、莴苣、无花果等具有光感作用的蔬菜。禁用肼苯哒嗪、利舍平、青霉素、灰黄霉素、苯妥英钠、异烟肼、氯丙嗪、磺胺类、保太松、对氨基水杨酸、避孕药和疫苗等可能引起本病的药物。

注意休息，避免劳累，急性期伴有全身症状者应卧床休息，加强皮肤和黏膜护理，伴有肾或其他脏器损伤的孕妇，应及早终止妊娠。减轻心理压力，消除思想顾虑，积极配合治疗，树立与疾病长期斗争的信心。

（二）全身治疗

1. 盘状红斑狼疮

（1）抗疟药：常选用氯喹 250～500mg/d、羟氯喹 400mg/d 或氯酚喹啉 0.4～0.6g/d，分次口服，症状缓解后逐渐减量，用最小有效量维持治疗，疗程不小于 6 个月，并定期进行眼底检查。

（2）糖皮质激素：单纯抗疟药和外用药治疗无效者，可系统应用小剂量糖皮质激素，常选用醋酸泼尼松 5～20mg/d，分次或 1 次口服。

（3）免疫抑制剂：患者有顽固性手足损害或采用一般治疗方法无效时，可选用硫唑嘌呤 2～3mg/（kg·d）、环磷酰胺 100～200mg/d 或氨甲蝶呤每周 7.5～15mg，分次或 1 次口服。亦可选用雷公藤总苷 30～60mg/d 或雷公藤糖浆 30～45mL/d（每日总用量相当于雷公藤生药 20～40g）；昆明山海棠与雷公藤作用相似，常用量为 1.5～2.5g/d，分次口服。

（4）沙利度胺：初始用量为 50～400mg/d，分次口服，症状控制后减至 25～50mg/d，维持治疗 3～5 个月。该药对多数患者有效，但停药可复发。

（5）抗麻风药：该类药物对大疱性盘状红斑狼疮疗效较好，可选用氨苯砜或氯法齐明 100mg/d，分次口服，症状控制后减量维持治疗一段时间。应注意氯法齐明有使衣服和皮肤染色的不良反应。

（6）维 A 酸类：可选用阿维 A 酸或阿维 A 酯 0.5～1mg/（kg·d），分次或 1 次口服。常与抗疟药联用治疗有慢性肥厚性皮损的红斑狼疮。

（7）β－胡萝卜素：对头皮损害及脱发疗效较好，常用量为 150mg/d，分次口服。

（8）其他：如维生素 E、维生素 C、金制剂、达那唑、铋剂、氯苯吩嗪、泛酸钙、复合维生素 B 等，可酌情选用。

2. 亚急性皮肤型及深在性红斑狼疮

（1）糖皮质激素：病情进展期可系统应用小剂量糖皮质激素，常选用醋酸泼尼松 20～40mg/d，分次口服，一般每周减量 1 次，每次减量 10mg，直至停用。病情严重者可行糖皮质激素冲击治疗，常选用甲泼尼松龙 1g/d，缓慢静脉滴注，每日 1 次，连用 3 天后改为醋酸泼尼松 30～45mg/d 口服，并逐渐减量至停用。

（2）非甾体消炎药：用于关节痛及伴有全身症状者，常选用阿司匹林 0.9～1.8g/d、吲哚美辛 75～150mg/d 或布洛芬 1.2～1.8g/d，分次口服。

（3）人免疫球蛋白：用于病情严重或采用其他药物疗效不佳者，常用量为 0.2～0.4g/（kg·d），连用 3～5 天，部分患者可获得较好疗效。

（4）其他：如抗疟药、抗麻风药、维 A 酸类、沙利度胺等，用法用量同盘状红斑狼疮治疗方法。维生素 E、维生素 C、烟酸、泛酸钙、维生素 B_{12} 等可被用作辅助治疗药物。

3. 系统性红斑狼疮

（1）非甾体消炎药：伴有关节痛及轻症患者，可给予阿司匹林 2～3g/d、吲哚美辛 75～150mg/d 或布洛芬 1.2～1.8g/d，分次口服。

（2）糖皮质激素：为治疗系统性红斑狼疮的首选药物，用法、用量依病情而定，但早期、足量、规律、逐渐减量是其原则。轻症者可给予醋酸泼尼松 20～40mg/d，分次口服；病情较重者可给予醋酸泼尼松 60～80mg/d，分次口服，症状缓解后逐渐减量并以最小有效量维持治疗。

重症者可给予氢化可的松 5～10mg/（kg·d）、地塞米松 15～30mg/d 或甲泼尼龙 40~120mg/d，加入 2 000~4 000mL 浓度为 5%~10% 的葡萄糖溶液中，进行静脉滴注，尽可能维持 24 小时。病情缓解并稳定后逐渐减量，每次减量以当时用量的 10%~20% 为宜，最后用醋酸泼尼松 0.5~1mg/（kg·d）口服维持治疗；病情有恶化倾向者，应用甲泼尼松龙 0.5~1g/d 或地塞米松 100~200mg/d，加入 250~500mL 浓度为 5%~10% 的葡萄糖溶液中，30~60 分钟静脉注入，连用 3 天，以后改为醋酸泼尼松 0.5~1mg/（kg·d）口服，病情稳定或缓解后逐渐减至最小量维持治疗。

糖皮质激素初始用量若足够，则发热、关节痛及中毒症状等可在 1~2 天内消退，一般情况好转，若第 3 天症状无好转，则应增加当时用药量的 25%~50%，多数在 2~3 周内病情能够最大程度地得到控制，然后逐渐减少用药量，并以最小量维持治疗。用药过程中可给予雷尼替丁或氢氧化铝预防应激性溃疡、地西泮用于糖皮质激素引起的精神症状、抗生素预防继发感染等。

（3）免疫抑制剂：与糖皮质激素联用可提高疗效、减少糖皮质激素用量，改善肾脏、中枢神经、心肺的损伤。常选用硫唑嘌呤 1~3mg/（kg·d）、环磷酰胺 100~200mg/d、氨甲蝶呤 7.5~15mg/周、苯丁酸氮芥 0.1~0.2mg/（kg·d）、吗替麦考酚酯 1.5~2g/d、环孢素 3~5mg/（kg·d）、他克莫司 0.15~0.3mg/（kg·d）或雷公藤总苷 1~1.5mg/（kg·d）等，分次服用。病情最大程度地得到控制后，一般先减少糖皮质激素的用量，后减少免疫抑制剂的用量，疗程视病情而定。该类药物中以硫唑嘌呤和环磷酰胺的疗效较为确切。

（4）人免疫球蛋白：用于病情严重、身体极度虚弱或并发全身感染者，一般用量为 0.2~0.4g/（kg·d），连用 3~5 天。

（5）免疫调节剂：可选用胸腺素 10~20mg（肌内注射，2~3 次/周）、转移因子 2~4mL（肌内注射，每周 1 次）、异丙肌苷 3g/d 分次口服，或左旋咪唑 100~150mg/d（每 2 周连服 3 天，停药 11 天）。其他如多抗甲素、薄芝片和薄芝注射液等也可选用。

（6）抗疟药：常选用氯喹 0.25~0.5g/d、羟氯喹 400mg/d 或氯酚喹啉 0.4~0.6g/d，分次口服，症状缓解后可逐渐减量，以最小有效量维持治疗，疗程不小于 6 个月。用药过程中应定期进行眼底检查。

（7）其他：如异维 A 酸 0.5～1mg/（kg·d）能促进皮损消退和口腔溃疡愈合；盐酸酚苄明 10～20mg/d 用于雷诺综合征者；有精神症状者可给予地西泮；伴有荨麻疹样损害者可给予氨苯砜 100mg/d；贫血者给予铁剂；秋水仙碱用于狼疮性血管炎患者。维生素 E、维生素 C、烟酸、泛酸钙、维生素 B_{12} 等可作为辅助治疗药物。

（三）血浆置换及透析疗法

血浆置换是用正常人血浆或血浆代制品、白蛋白、人免疫球蛋白等，置换患者血浆，每日或隔日置换 1 次，每次置换血浆 2～3 升，可置换 5～10 次，用于狼疮性肾炎伴循环免疫复合物及自身抗体滴度明显升高者。透析疗法适用于肾功能衰竭患者。

（四）局部治疗

各型皮损均可选用 0.025% 醋酸氟氢可的松软膏、0.012 5%～0.05% 氟轻松霜或软膏、0.025% 醋酸氟轻松乳膏或软膏、0.1% 哈西奈德乳膏或软膏、0.05% 卤米松霜或 0.05% 丙酸氯倍他索软膏等强效糖皮质激素封包，每日 2 次。肢端血管炎样损害可涂搽肝素钠软膏或喜疗妥软膏，每日 3 次。

（五）封闭疗法

深在性结节和顽固难退的皮损，可选用醋酸泼尼松龙混悬液 25mg/mL、甲泼尼龙醋酸酯混悬液 20mg/mL、复方倍他米松混悬液 7mg/mL 或曲安奈德混悬液 40mg/mL，加 1% 普鲁卡因或利多卡因溶液 2～5mL 混匀，根据皮损面积和结节大小，每处注射 1～2mL，每周或每月 1 次。

皮损内注射 α－干扰素也有较好的疗效。鞘内注射氨甲蝶呤和糖皮质激素适用于狼疮脑病。

（六）物理疗法

局限性顽固难退的皮损可用激光或液氮冷冻治疗；针对毛细血管扩张，可进行脉冲激光或氩激光治疗；针对胸腔积液或腹腔积液可进行音频电疗。

（七）外科疗法

终末期狼疮肾炎可进行肾移植；局限性皮损在应用其他方法治疗无效时，可手术切除后植皮；狼疮性秃发可进行毛发再植。

（八）造血干细胞移植

本法适用于免疫抑制剂及糖皮质激素疗效不佳，但重要脏器功能仍处于代偿期的患者。目前国内多采用自体外周血干细胞移植。

（九）免疫吸附

免疫吸附即用葡聚糖硫酸酯纤维素柱去除致病性抗体。该方法可使约 60% 的患者狼疮活动指数明显降低，且可减少糖皮质激素用量。

（十）新型生物制剂

可选用抗 CD40L 单克隆抗体、细胞毒性 T 淋巴细胞相关抗原 4 - 免疫球蛋白融合蛋白（CTLA - 4Ig）、B7 - 1、B7 - 2 单克隆抗体，以及治疗性 Th 细胞表位疫苗、重组 DNAase 等。

（十一）基因治疗

该疗法可能是纠正自身免疫性疾病患者免疫紊乱最为有效的方法之一，但目前仍处于探寻阶段。

（十二）中医治疗

患处可涂搽黄连膏、清凉膏、生肌玉红膏、黄檗膏等，每日 2 次；糜烂或溃疡处可扑撒五倍子散（五倍子 5g，白矾、枯矾各 0.5g，共研细末而成），每日 3 次。

第二节　皮肌炎

皮肌炎是一种以横纹肌和皮肤非化脓性炎症为主要临床表现、可累及多系统的自身免疫性疾病。病因尚未完全清楚，目前多认为其与感染、自身免疫、遗传和恶性肿瘤等有关。

一、诊断

（一）好发年龄

成人和儿童均可发病，其中超过 40 岁的患者约半数并发恶性肿瘤。

（二）好发部位

皮损多见于面部、胸前和四肢关节伸侧面。全身骨骼肌均可受累，但多见于四肢近心端和躯干部。

（三）典型损害

皮肤和肌肉症状出现前可有上呼吸道感染症状，如发热、咽痛、困乏疲倦、纳差、低热、腹痛等前驱症状，持续时间长短不一，少数开始即表现为皮肤和肌肉症状。

1. 皮肤损害：眶周及眼睑有对称性淡紫红色水肿性斑，肘膝、指背及内踝处紫红色鳞屑性或无鳞屑的斑点或斑片即 Gottron 征，以及指关节伸侧面对称性紫红色扁平丘疹即 Gottron 丘疹等，较具特征性。其他损害主要有双手掌侧缘及掌面皮肤角化、裂纹及脱屑；颧部、额前、耳郭、颈部、上胸 V 字区等曝光部位有紫红色斑片及毛细血管扩张；四肢、躯干有少数境界不清的暗红色斑片，常伴有萎缩、毛细血管扩张、色素加深或减退，以后皮损可发生硬化；甲皱襞有弥漫性红斑、毛细血管扩张，间有萎缩、瘢痕、瘀点、色素沉着及色素减退，有时可见短而直的扩张血管等。

此外，病程中可出现多形红斑、风团、晒伤、甲小皮角化、坏死性血管炎、慢性溃疡等，部分患者可有多汗、脱发、皮肤多毛及雷诺现象，20%~60%青少年患者可发生皮肤、关节周围及肌肉钙质沉着。

2. 肌肉损害：四肢近心端及躯干部肌群，尤其是肩胛带肌、四肢近端三角肌、股四头肌、颈肌及咽部肌群等部位最易受累，表现为肢体运动障碍、活动受限，严重者行走、上楼、下蹲、抬头、翻身困难。咽肌和食管肌肉受累可出现吞咽困难，膈肌和呼吸肌受累可出现呼吸困难，颈肌受累可出现抬头困难，眼肌受累可出现复视等。

晚期可使受累肌肉萎缩变性、纤维化，甚至因钙质沉着而硬化，可致关节挛缩、畸形，丧失运动功能。

3. 皮肤肌肉外损害：可发生关节炎、肌腱瘢痕、关节挛缩、心包炎、弥漫性间质肺纤维化、心律不齐、心脏扩大、消化道功能紊乱、肝脾肿大、贫血、发热、淋巴结肿大等，儿童可发生肠坏死、肠穿孔等。

15%~54%成人患者伴有内脏恶性肿瘤，国内资料以鼻咽癌最为多见，其次为肺癌、乳腺癌和胃癌。

4. 无肌病性皮肌炎：患者具有典型皮肌炎的皮肤损害，但无肌肉病变，如缺乏近心端肌无力表现、血清肌酶正常等，一般在皮损出现 2 年或更长时间内不出现肌肉损害，则称之为无肌病性皮肌炎，但患者仍有患恶性肿瘤的高概率。

（四）自觉症状

皮肤损害可有轻微瘙痒感，部分患者有光敏现象。骨骼肌受累出现肌无力及肌痛症状，平滑肌和心肌受累亦可出现相应症状。病程中可有不规则发热、乏力、疲倦、关节痛、消瘦等。

（五）病程

一般皮肤损害进展缓慢，肌肉损害常呈进行性发展趋势。有效治疗后多数患者预后良好，心肌受累及伴发恶性肿瘤者预后较差。

（六）实验室检查

病情进展期患者白细胞增高、血沉增快、CRP 可呈阳性，血浆肌酸可增高，50%～60% 患者血清抗核抗体阳性。血清肌酸激酶（CK）、醛缩酶（ALD）、天门冬氨基转氨酶（AST）、丙氨基转氨酶（ALT）及乳酸脱氢酶（LDH）升高，其中 CK、ALD 特异性较高。肌电图检测为肌源性损伤。

肌肉活检组织病理显示：肌纤维变性及再生，肌纤维横纹消失，伴单核细胞浸润。

二、治疗

（一）一般治疗

急性期患者应卧床休息，给予高蛋白、高维生素饮食，伴有钙质沉着者应进低钙饮食。吞咽困难者进易消化的流食，体质特别虚弱者可静脉补充营养。应加强对重症患者的护理，保持呼吸道通畅，避免外伤和呛咳。恢复期患者可逐步进行适量活动和体能训练，防止肌肉萎缩和肌腱挛缩。

妊娠可加重病情，还可引起早产和死胎，故患者在病情活动期应采取避孕措施。成人患者应定期全面体检，以便早期发现肿瘤。

（二）全身治疗

1. 糖皮质激素：为治疗本病的首选药物，用药原则为早期、足量、规律和逐渐减量维持。因地塞米松、曲安西龙及曲安奈德可导致类固醇性肌病和易使肌肉萎缩，故不宜选用。常选用醋酸泼尼松 1～2mg/（kg·d）或甲泼尼龙 0.8～1.6mg/（kg·d），最高初始用量常不超过醋酸泼尼龙100mg/d，一般足量糖皮质激素应用2～4周，若症状缓解、肌力恢复、血清肌酶下降，以后每2周可减少10%～15%糖皮质激素用量。若在减量过程中出现病情反复，则需增加当时糖皮质激素用量的50%，直至逐渐减至最小有效量维持治疗。

若治疗初始已应用了足量糖皮质激素，但肌肉症状非但无缓解，反而加重了，则需考虑肌炎病情发展或糖皮质激素诱发肌炎加重的可能。若减少糖皮质激素用量后，肌肉症状得以缓解，则为糖皮质激素诱发肌炎加重，需减量或停用；若减少糖皮质激素用量后，病情仍进行性加重，则应加大糖皮质激素用量，或用甲泼尼松龙 0.5～1g/d 进行冲击治疗，连续 3 天，然后改为醋酸泼尼松 30～45mg/d 口服。

2. 免疫抑制剂：适用于大剂量糖皮质激素治疗效果不显著或出现糖皮质激素明显不良反应者，可联用或单独应用免疫抑制剂，常选用硫唑嘌呤 2～3 mg/（kg·d）、氨甲蝶呤 7.5～15mg/d、环磷酰胺 100～200mg/d、环孢素 7.5～10mg/（kg·d）或雷公藤总苷 1～1.5mg/（kg·d）等，分次服用。

硫唑嘌呤对硬化性皮肌炎及伴有功能性残疾者效果较好；环孢素可明显改善肌溶解和轻瘫症状。

氨甲蝶呤对皮肌炎和多发性肌炎均有较好的疗效，但长期应用可致肝纤维化、肝硬化和坏死性过敏性肺炎，应与多发性肌病所致的肝、肺损害相鉴别。

3. 人免疫球蛋白：大剂量静脉滴注入免疫球蛋白0.2～0.4g/（kg·d），连用 3～5 天，可明显改善重症患者的病情，尤其对身体虚弱者效果显著。

4. 抗生素：可针对抗链 "O" 阳性者进行咽拭子培养和药敏试验，并选用敏感抗生素，如头孢唑林钠 1～4g/d、头孢拉定 1～2g/d、头孢曲松 1～2g/d、红霉素 2～4g/d 或阿奇霉素 500mg/d 等，口服、肌内注射或静脉滴注。

5. 抗钙化剂：可选用丙磺舒 1～2g/d、依地酸钠 1～2g/d、秋水仙碱 1～9mg/d、氢氧化铝 2～3g/d、华法林 1mg/d、阿仑膦酸钠 10mg/d 或盐酸地尔硫草 2~8mg/（kg·d）等，分次口服。

6. 蛋白同化剂：可选用苯丙酸诺龙或丙酸睾酮 25~50mg/次肌内注射，每周 2 次，或司坦唑醇 2~4mg/d 口服，可促进蛋白合成，减少蛋白分解和尿肌酸排泄，有利于肌力恢复。

7. 血浆置换：适用于有脏器损伤或大剂量糖皮质激素疗效不显著的重症患者，一般每日或隔日进行血浆置换 1 次，每次置换血浆 2~3 升，可置换 5~10 次。

8. 其他：阿司匹林、吲哚美辛、雷尼替丁、多潘立酮、氯喹、羟氯喹、硝苯地平、双嘧达莫、维生素 E、薄芝液、能量合剂等，可作为对症和辅助治疗药物。

（三）局部治疗

光感性患者暴露部位可涂搽防晒霜或润滑剂。顽固难退性皮损，可涂搽0.1% 他克莫司软膏，每日 2 次。肢端血管炎性损害可涂搽肝素钠软膏或喜疗妥软膏，每日 3 次。

（四）中医治疗

发病初期，可选用透骨草 30g、桂枝 25g、红花 10g，加适量水，水煎熏洗患处，每日 1 次，每次 15~20 分钟。

第三节　硬皮病

硬皮病是一种以皮肤纤维化、硬化并可伴内脏器官受累为特征的结缔组织病。本病与遗传、感染、免疫功能异常、血管病变及胶原合成异常等有关。

一、诊断

（一）好发年龄

任何年龄均可发病，儿童和青年人较多见，女性患者显著多于男性，男女之比为 1 ∶ 3~1 ∶ 8。

（二）好发部位

皮损可局限于身体某一部位或泛发周身，可有内脏多器官受累。

（三）典型损害

1. 局限性硬皮病：皮损初为点滴状、线状或片状淡红色或紫红色斑点和斑块，境界清楚，略隆起于皮面，初始数量较少，以后可逐渐增多，甚或泛发周身。皮损缓慢地向周围扩展并逐渐变硬，颜色为蜡黄或乳白，弹性和韧性降低，不易抓捏，表面光滑无皮纹、干燥无汗、毳毛脱落，发生较久的皮损硬度减轻、变薄、萎缩，甚至凹陷，并出现色素沉着或减退。

病情活动期硬斑四周绕有淡紫红色晕，病情稳定或好转后紫红色晕明显变淡或消失。线状损害常单侧分布，皮下组织及肌肉亦可变硬，发生于面部者可呈"刀砍样"瘢痕，发生于关节部位者可影响肢体活动，发生于头皮者可引起永久性脱发。

2. 系统性硬皮病：临床根据病情轻重，将本病分为弥漫性系统性硬皮病、肢端硬化病和 CREST 综合征三种。①弥漫性系统性硬皮病的病情进展快，皮损遍布全身，内脏受累程度较重。②肢端硬化病的病情进展缓慢，皮损多局限于四肢和面部，肢端动脉痉挛现象较明显，内脏受累程度较轻。③CREST综合征的症状为手指及关节周围软组织的钙盐沉积、雷诺现象、食管蠕动障碍、指端硬化和毛细血管扩张，其他内脏器官较少受累。约70%患者均以雷诺现象为首发症状，尤其是肢端硬皮病，可同时或在1~2年后出现皮肤损害。

皮肤损害一般均经过水肿期、硬化期和萎缩期。①水肿期皮损为苍白或淡黄色非凹陷性水肿斑，表面紧张光亮，皮纹消失，与皮下组织紧密相连，较难抓捏，皮温降低。②硬化期皮损变硬，表面有蜡样光泽，可有色素沉着或减退，手指变细、变硬，呈腊肠样，活动受限，面部皮肤硬化呈假面具样，缺乏表情，表现为鼻背如嵴、鼻尖如喙、鼻翼萎缩、鼻孔狭窄、口唇变薄收缩、张口困难、唇周放射状沟纹等，舌系带挛缩变短，眼睑挛缩外翻，胸部皮肤受累引起的皮肤紧缩可影响呼吸。③萎缩期硬化的皮肤逐渐变软、变薄，甚至累及皮下组织和肌肉，有时可见皮肤紧贴于骨面，表面可见扩张的毛细血管，常伴有色素沉着斑和色素减退斑。皮损处毛发和排汗减少，可出现顽固难愈的溃疡。

此外，骨、关节和肌肉受累可出现关节炎、肌无力、肌萎缩；消化道受累可引起吞咽困难、消化不良；心脏受累可出现心律不齐、心力衰竭；肺脏受累可引起肺纤维化、肺动脉高压、肺功能不全；肾脏受累可引起硬化性肾小球肾炎、高血压、肾功能不全，少数可出现内分泌功能紊乱、外周神经病变等。

（四）自觉症状

皮损无自觉症状，可有不同程度的瘙痒感、皮肤紧缩感和知觉减退，伴有雷诺症者，遇冷后可有刺痛和胀痛感。系统性硬皮病患者发病初期可有发热、乏力、关节痛、肌痛、雷诺现象等。内脏损害因受累器官和受损程度的不同而出现相应症状。

（五）病程

皮损多呈慢性经过，内脏损害常呈慢性进行性加重趋势。

（六）实验室检查

系统性硬皮病患者血沉增快、γ 球蛋白增高、免疫球蛋白升高，90% 以上患者抗核抗体阳性，约 40% 抗 Scl－70 抗体阳性，60%～80% 抗着丝点抗体阳性。内脏受累可出现相应的损害器官异常的检测指标。

硬化处皮肤活检组织病理显示：表皮萎缩，早期真皮胶原纤维肿胀，胶原束间及血管周围有以淋巴细胞为主的炎症细胞浸润；中期血管及胶原纤维周围酸性黏多糖增加；晚期胶原纤维增多且致密，血管减少，管壁增厚，皮肤附属器萎缩。内脏损害主要为间质及血管壁的胶原增生和硬化。

二、治疗

（一）一般治疗

早期明确诊断和分型，全面体检，监测内脏是否受累及损伤程度。避免诱发和加重病情的可能因素，消除感染病灶，注意保暖，防止外伤。硬皮病患者应加强营养，适当进行体育锻炼，防止肌肉萎缩和关节强直；减轻心理压力，消除思想顾虑，避免精神紧张，保持良好稳定的情绪，树立长期与疾病做斗争的信心。

（二）全身治疗

1. 局限性硬皮病

（1）维生素类：常给予维生素 E 300mg/d，分次口服。

（2）维 A 酸类：可选用维胺酯 75 ~ 150mg/d 或阿维 A 酸 20 ~ 40mg/d，分次口服，症状缓解后逐渐减量维持。

（3）骨化三醇：具有抗炎和缓解胶原纤维硬化的作用，常用量为 0.25 ~ 0.5μg/d，分 2 次口服，总疗程约 6 个月。治疗期间应限制患者对钙的摄入，并监测患者的血和尿钙、肌酸、肌酐、尿素、磷酸盐等指标。

（4）糖皮质激素：一般用于皮损发生早期，常选用醋酸泼尼松 20 ~ 30mg/d，分次口服。

（5）苯海索：作用机制不详，可能与该药抑制乙酰胆碱的兴奋性有关。一般初始用量为 1 ~ 2mg/d，逐渐递增至 6 ~ 8mg/d，分次口服。糖尿病患者禁用。

（6）其他：如青霉素、灰黄霉素、苯妥英钠、积雪苷等可酌情选用。

2. 系统性硬皮病

（1）血管活性药物：可选用司坦唑醇 2 ~ 4mg/d、卡托普利 25 ~ 150mg/d、尿激酶 1 万 ~ 2 万 U/d、蝮蛇抗栓酶 0.01 ~ 0.02U/（kg·d）、肼屈嗪 0.75mg/（kg·d）、维生素 E 0.8 ~ 1.2g/d、哌唑嗪 1.5 ~ 3mg/d、利舍平 0.1 ~ 0.25mg/d、地巴唑 30mg/d、硝苯地平 0.1 ~ 0.2mg/（kg·d）、妥拉唑林 75mg/d、己酮可可碱 0.6 ~ 1.2g/d，或低分子右旋糖酐 - 40 溶液 500mL 加丹参注射液 16 ~ 20mL 等，静脉滴注或分次口服。

（2）抗纤维化药：可选用青霉胺 300mg/d 递增至 1g/d、秋水仙碱 0.5mg/d 递增至 1.5 ~ 2mg/d（每周服药 6 天）、异维 A 酸 0.5mg/（kg·d）、阿维 A 酯 75mg/d、阿司匹林 600mg/d、积雪苷 60 ~ 120mg/d 等，静脉滴注或分次口服。

（3）糖皮质激素：适用于病情活动期患者，若病情明显活动给予醋酸泼尼松 40 ~ 60mg/d、活动较明显给予 15 ~ 30mg/d，分次或 1 次口服，病情停止活动后逐渐减量至停药。

（4）免疫抑制剂：常选用硫唑嘌呤 2 ~ 3mg/（kg·d）、环磷酰胺 100 ~ 200mg/d、氨甲蝶呤 15 ~ 25mg/周、苯丁酸氮芥 0.1 ~ 0.2mg/（kg·d）或环孢

素 3～5mg/（kg·d），分次口服。

（5）非甾体抗炎药：用于有明显关节疼痛者，常选用吲哚美辛 50～75mg/d、布洛芬 0.6～1.2g/d 或萘普生 500～750mg/d，分次口服。

（6）人重组松弛素：可使硬化皮损得以改善，缓解肢体运动障碍，常用量为 25μg/（kg·d），皮下注射。

（7）沙利度胺：可改善皮肤纤维化，减轻胃液反流，促进肢端溃疡愈合，常用量为 100～200mg/d，分次口服。

（8）抗感染治疗：用于莱姆抗体阳性者，可选用青霉素 G 120 万～240 万 U/d、红霉素 2～4g/d 或米诺环素 100～200mg/d 等，分次肌内注射或口服。

（9）其他：如奥美拉唑 20～60mg/d 抑制胃液反流、盐酸酚卞明 10～20mg/d 缓解周围血管痉挛、卡托普利 25～100mg/d 或马来酸依那普利 2.5～5mg/d 改善肾性高血压、静脉注射人免疫球蛋白 0.2～0.4g/（kg·d）改善皮肤纤维化、血浆置换可去除血浆抗体和免疫复合物、自体肝细胞移植可重建免疫系统，以及复方丹参注射液、当归注射液、薄芝注射液、雷公藤苷、昆明山海棠和贞芪扶正胶囊等，均可酌情选用。

（三）局部治疗

局限性皮损可涂搽或封包 0.025% 醋酸氟氢可的松软膏、0.0125%～0.05% 氟轻缩松霜或软膏、0.025% 醋酸氟轻松乳膏或软膏、0.1% 哈西奈德乳膏或软膏、0.05% 卤米松软膏或 0.05% 丙酸氯倍他索软膏，每日 1 次或 2 次。亦可外用右旋糖酐软膏、1.2% 烟酸苄酯霜、1%～2% 硝酸甘油软膏、2% 二硝基氯苯软膏、0.005% 卡泊三醇软膏、肝素钠软膏或喜疗妥软膏等，每日 2 次。

（四）封闭治疗

于局限性硬化皮损内，注射醋酸泼尼松龙混悬液 25mg/mL、甲泼尼龙醋酸酯混悬液 20mg/mL、复方倍他米松混悬液 7mg/mL 或曲安奈德混悬液 40mg/mL，每周或每月 1 次，可改善皮肤硬化程度。

（五）物理治疗

可试用浓缩的丹参液电离子局部透入、碘离子透入、同位素磷 –32 或锶 –90 贴敷，以及氦—氖激光照射、音频电疗、蜡疗、按摩等，均有一定疗效。

UVA1（340～400nm）或 PUVA 对弥漫性硬皮病有一定疗效。

（六）中医治疗

皮损泛发者，可选用伸筋草、透骨草各 30g，艾叶 15g，乳香、没药各 6g，水煎温洗周身，每日 1 次。此外，也可用川楝子 60g、花椒 30g，用食盐炒后，用布包好，热敷患处，或将虎骨酒、红灵酒等加热后按摩患处，均有一定疗效。

第十章 大疱及疱疹性皮肤病

第一节 天疱疮

一、概述

天疱疮是一组累及皮肤和黏膜的自身免疫性表皮内大疱性疾病。其共同特征有：①临床为薄壁、松弛易破的大疱。②组织病理为棘层松解所致的表皮内水疱。③免疫病理显示表皮细胞间 IgG、IgA、IgM 或 C_3 呈网状沉积。④血清中存在有致病性的自身抗体。

天疱疮是表皮细胞间抗体介导的自身免疫性大疱性皮肤病。临床分为四型，各型天疱疮患者血循环中均存在针对正常皮肤上皮结构蛋白的特异性天疱疮抗体，且抗体滴度与病情的活动程度相关。天疱疮抗体与角质形成细胞结合后，使细胞释放纤维蛋白酶原激活物，引起纤维蛋白酶系统活化，从而导致细胞间黏合物质降解，引起表皮棘层细胞松解。天疱疮抗原是桥粒的糖蛋白成分，寻常型天疱疮的抗原为桥粒芯糖蛋白Ⅲ（分子质量为 130kD）和桥斑珠蛋白（85kD）。落叶型天疱疮抗原为桥粒芯糖蛋白Ⅰ（分子质量为 160kD）。桥粒芯糖蛋白是桥粒的组成成分，是一种表皮细胞间黏合分子，天疱疮患者大疱的产生是由于血清抗体与桥粒芯糖蛋白结合的结果。

二、临床表现

天疱疮的基本损害为薄壁、松弛的浆液性大疱，大多在外观正常皮肤黏膜上出现。发病年龄以 40～60 岁居多，损害可见于皮肤黏膜的任何部位。常有口腔黏膜损害，通常口腔黏膜损害出现在皮肤受累之前，口腔内水疱破裂形成慢性、疼痛性糜烂面。病情发展较为迅速，严重时皮损泛发全身，水疱向周围扩展，即 Nikolsky 征（尼氏征）阳性，水疱破裂后留下糜烂面及结痂，糜烂面上体液大量丢失，使患者出现低蛋白血症及水、电解质紊乱等一系列问题，最终可能因严重的感染而死亡。天疱疮临床可分为寻常型、落叶型和副肿瘤型三类，寻常型又包括增殖型和药物诱导型等变异型，落叶型又包括红斑型、巴西天疱疮和药物诱导型。

（一）寻常型天疱疮

寻常型天疱疮是最常见且较严重的一型，好发于中年人，儿童罕见。常发于口腔、胸、背、头颈部，严重者可泛发全身。约 60% 的患者初发损害在口腔黏膜，表现为水疱和糜烂，4~6 个月后发生皮肤损害，表现为外观正常的皮肤发生水疱或大疱，或在红斑的基础上出现浆液性大疱，疱壁薄，尼氏征阳性。大疱松弛易破，形成糜烂面，渗液较多，部分可结痂，若继发感染则伴有难闻臭味。如不及时给予有效的治疗，皮损不断扩展，大量体液丢失，可发生低蛋白血症，并发感染、败血症而危及生命。

（二）增殖型天疱疮

增殖型天疱疮是寻常型天疱疮的良性型，较少见，分为轻型（Hallopeau型）和重型（Neumann 型）。患者一般是免疫力较强的年轻人。皮损好发于腋窝、乳房下、腹股沟、外阴、肛门周围、鼻唇沟及四肢等部位。损害最初为薄壁的水疱，尼氏征阳性。破溃后在糜烂面上渐渐出现乳头状的增殖性损害，边缘常有新生水疱，使损害面积逐渐扩大。皱褶部位温暖潮湿，易继发细菌及念珠菌感染，常有臭味。陈旧的损害表面略干燥，呈乳头瘤状。病程慢性，预后较好。

（三）落叶型天疱疮

好发于中老年男性。皮损开始主要发生在头、面及胸、背上部，口腔黏膜受累少见。水疱常发生于红斑的基础上，尼氏征阳性。其与寻常型天疱疮相比，病情较轻。黏膜受累罕见而轻微，疱壁更薄，更易破裂，在浅表的糜烂面上覆有黄褐色、油腻、疏松的叶片状表皮剥脱、结痂和鳞屑，如落叶状，由于痂下分泌物被细菌分解而产生臭味。病情缓慢发展，渐累及全身。患者亦可因衰竭或继发感染而死亡。

（四）红斑型天疱疮

红斑型天疱疮是落叶型天疱疮的良性型。皮损主要发生于头皮、面及胸、背上部，下肢和黏膜很少累及。早期局部损害类似红斑狼疮的蝶形红斑，水疱常不明显，轻度渗出，上覆鳞屑和结痂，胸背部红斑上可出现散在分布、大小不等的浅表性水疱，壁薄易破，结痂，尼氏征阳性，一般无黏膜损害。病情发展缓慢，水疱反复发作，偶可发展至全身，转化成落叶型天疱疮。本型日晒后可加重。

三、诊断

（一）临床表现

好发于 30～50 岁中青年。口腔黏膜糜烂且长期不愈合的病例要提高警惕。当出现皮肤松弛性水疱和糜烂时，尼氏征阳性对诊断很有帮助。

（二）组织病理

天疱疮基本病理变化是棘层松解、表皮内裂隙和水疱，疱腔内有棘层松解细胞，这种细胞较正常棘细胞大、圆形、核大而深染、疱浆均匀而呈嗜碱性。不同类型天疱疮棘层松解的部位不同。寻常型天疱疮的水疱位于基底层上方，疱底有一层"墓碑"状的基底细胞。增殖型天疱疮的棘层松解部位与寻常型相同，但晚期病变有明显的棘层肥厚和乳头瘤样或疣状增生。落叶型和红斑型天疱疮的水疱位于棘层上部或颗粒层，颗粒层内可见角化不良细胞。

（三）免疫病理

显示 IgG、IgA、IgM 或 C_3 在棘细胞间隙内呈网状沉积。寻常型天疱疮主要沉积在棘层中下方，落叶型天疱疮主要沉积在棘层上方甚至颗粒层。间接免疫荧光检查显示 70%～90% 患者的血清中存在天疱疮抗体，药物诱导型阳性率稍偏低。

四、鉴别诊断

（一）大疱性类天疱疮

该病多发于中老年人。基本损害为疱壁紧张性水疱或大疱，不易破裂，尼氏征阴性，黏膜损害少。组织病理为表皮下大疱，免疫病理检查见皮肤基膜带 IgG 和（或）C_3 呈线状沉积。

（二）疱疹样皮炎

中青年发病，大多伴有谷胶过敏性肠病，皮损以水疱为主的多形性损害，瘙痒剧烈，尼氏征阴性。组织病理为表皮下水疱，真皮乳头有中性粒细胞微脓肿，免疫荧光检查可见真皮乳头及基膜带 IgA 呈颗粒状沉积。

（三）线状 IgA 大疱性皮病

该病好发于儿童和青少年，皮损为紧张性大疱，呈特征性的"串珠样"排列，尼氏征阴性。组织病理为表皮下水疱，免疫荧光显示基膜带 IgA 呈线状沉积。

（四）瘢痕性类天疱疮

本病好发于老年人，有皮肤黏膜（尤其是眼结合膜）反复起水疱或大疱、愈后遗留萎缩性瘢痕等特点。组织病理为表皮下水疱，表皮内无棘层松解现象，直接免疫荧光显示基底膜带 IgG、C_3 呈线状沉积，免疫电镜显示其主要沉积在透明板下部近致密板处。

（五）中毒性表皮坏死松解症

本病发生前多有明确的用药史，表现为表皮大片剥脱、萎缩、坏死，呈棕红色烫伤样外观，尼氏征阳性。表皮剥脱后形成大片鲜红色糜烂面，常伴严重的内脏损害。

（六）多形红斑

本病以集簇或散在型水疱、大疱或血疱为主要皮损，常有黏膜损害，可伴显著全身中毒症状。组织病理可见角质形成细胞坏死，基底细胞液化变性，表皮下形成水疱。

（七）大疱性接触性皮炎

本病有明显的刺激物接触史，瘙痒剧烈，可引起水疱、大疱、脓疱，多无全身症状。组织病理表现为细胞间及细胞内水肿、海绵形成乃至表皮内水疱形成，疱内无棘层松解细胞。

（八）口腔损害鉴别

口腔损害需与阿弗他口腔炎和扁平苔藓进行鉴别，糜烂面涂片和活检可协助诊断。

五、治疗方案及原则

（一）治疗原则

早诊断，早治疗，规律服药，长期随访。

（二）全身用药

1. 糖皮质激素：为治疗天疱疮的首选药物，常用泼尼松，用量视皮损范围及病变严重程度而定。起始用量要足够，对皮损小于体表面积10%的患者或损害仅限于口腔黏膜的患者，首剂量以每日30～40mg为宜；皮损占体表面积30%的患者，以每日60mg为宜；占50%以上重症病例，则以每日80mg为宜。用药2～5天后根据有无新水疱出现、糜烂面是否干燥、尼氏征是否转阴以及天疱疮抗体滴度下降情况来判断用药是否足量。如疗效不好，则应酌情增加剂量，应先增加原剂量的40%～50%，待皮损得到控制2周后开始减量，起初每2～3周减一次，以后可3～6周减一次，减至维持量持续2～3年或更长时间。减量时，首次可减原量的1/4～1/3，以后每次减当前用量的1/6～1/10，维持量一般为每日5～15mg；突然停药或减药过快常导致复发。

2. 免疫抑制剂：在特殊情况下可选择免疫抑制剂，主要如下：①有糖尿病或对使用糖皮质激素有禁忌的患者。②重症天疱疮，单用糖皮质激素不能控制症状时。③为了减少糖皮质激素用量，可单独或合并使用免疫抑制剂，如氨甲蝶呤（10～20mg，肌内注射，每周一次），环磷酰胺（200mg静脉滴注，隔日一次或600mg静脉滴注，每周一次），环孢素A，雷公藤多甙（20mg口服，每日3次）等。使用免疫抑制剂应注意定期检查肝肾功能、血常规等变化，若有异常应调整剂量，或暂停使用；可根据病情随时调整用药剂量。

3. 糖皮质激素冲击治疗：对糖皮质激素和免疫抑制剂治疗反应不好者，可考虑采用糖皮质激素冲击疗法，如甲基泼尼龙每日500mg或地塞米松每日100mg静脉滴注，连续3～5天。

4. 全身支持疗法：对糖皮质激素和免疫抑制剂治疗反应不好者，也可采用大剂量丙种球蛋白静脉滴注和血浆置换疗法。

5. 抗感染治疗：天疱疮并发细菌感染者常见，由于长期应用糖皮质激素，并发真菌感染亦多见，是天疱疮患者死亡的原因之一，应及时选用有效的抗生素或抗真菌药。

（三）局部治疗

由于治疗所用的皮质激素量较大，在治疗过程中应加强皮肤护理，防止继发感染。对皮损广泛者采取暴露疗法，用 1∶5 000 高锰酸钾溶液、0.1% 依沙吖啶溶液或 0.5% 小檗碱（黄连素）液清洁创面。继发感染者应选用有效的抗生素软膏，如莫匹罗星软膏；红斑或无明显感染处可外用卤米松软膏等糖皮质激素制剂；顽固、久不消退的局限性损害可局部或于皮损内注射糖皮质激素；加强口腔护理，防止继发感染。

第二节　大疱性类天疱疮

一、概述

大疱性类天疱疮是一种好发于老年人的慢性、瘙痒性大疱性皮肤病，主要特点是皮肤发生厚壁的紧张性水疱、大疱，组织病理为表皮下大疱，基膜带有免疫球蛋白和补体沉积。

由于患者血清和皮肤组织中存在抗基底膜带的抗体，因此，该病是一种自身免疫性疾病。大疱性类天疱疮抗原（BPAG）有两种：一是 BPAG1，为细胞内蛋白，是构成半桥粒的主要成分，分子质量为 230kD；二是 BPAG2，是一种跨膜蛋白，分子质量为 180kD，氨基端位于基底细胞内半桥粒附着斑处，羧基端位于基底细胞外的透明板内。BP 抗原与血清抗体结合导致基膜在透明板部位的分离，临床上出现表皮下疱。

二、临床表现

本病好发于 50 岁以上中老年人，儿童也可发病；无性别差异。好发于胸腹、腋下、腹股沟及四肢屈侧。基本损害为在正常皮肤或红斑基础上发生浆液性水疱或大疱，疱壁厚而紧张，疱壁不易破裂，疱液初期澄清，后期变混浊，有时为血疱，尼氏征阴性。水疱破溃后成为糜烂面，上附结痂，较易愈合。早期皮损可仅表现为水肿性的红斑而没有水疱，约8%～39%的患者有口腔黏膜的损害，表现为口腔上颚黏膜、颊黏膜等的水疱或糜烂面，但比天疱疮的口腔损害轻。患者自觉瘙痒。本病病程缓慢，反复发作，无瘢痕形成，预后较天疱疮好。

大疱性类天疱疮可有多种表现形式：①局限型，水疱可局限于某些部位，以小腿伸侧多见，可自行消退，该型多见于中老年妇女。②多形性，皮损可表现为多形性，有红斑、丘疹、丘疱疹、水疱或大疱，常伴明显瘙痒，四肢、躯干均可发生。③小水疱型，皮损可类似疱疹样皮炎，小水疱呈簇集性分布，疱壁紧张。④结节痒疹型，即水疱可在角化过度的结节和斑块上发生。⑤瘢痕性类天疱疮。

三、诊断

（一）发病年龄

好发于中老年人，80%以上患者的发病年龄在50岁以上，其次是幼童。

（二）典型皮损

在正常皮肤或红斑基础上出现张力性水疱，尼氏征阴性，口腔黏膜损害程度较轻，愈合快；瘙痒症状较常见。

（三）组织病理

可见表皮下水疱，疱顶表皮大致正常，水疱内含嗜酸性粒细胞、中性粒细胞，疱底真皮乳头呈指状突入腔内。

（四）免疫病理

直接免疫荧光检查，在基底膜带可见免疫球蛋白和补体呈线状沉积，主要为IgG和C_3，其次是IgM、IgA、IgE和IgD，IgG沉积在盐裂皮肤的表皮侧。

（五）血清中的抗体

患者血清中可有循环抗表皮基膜带抗体，主要是IgG，其次有IgM和IgA；血清抗体滴度与病情活动性之间无平行关系。

四、鉴别诊断

（一）获得性大疱性表皮松解症（EBA）

本病与大疱性类天疱疮的共同之处是成年人多见，为紧张性水疱、大疱；其病理为表皮下水疱；免疫病理为基底膜带可见 IgG 和（或）C_3 呈带状沉积。鉴别要点为：①发病部位，大疱性类天疱疮好发于四肢屈侧，而获得性大疱性表皮松解症好发于易受摩擦和外伤的肢端及肘、膝等关节伸侧。②组织病理，大疱性类天疱疮的浸润细胞以嗜酸性粒细胞为主，而获得性大疱性表皮松解症以中性粒细胞为主。③以"盐裂皮肤"做免疫荧光检测，大疱性类天疱疮荧光染色在盐裂皮肤的表皮侧，而获得性大疱性表皮松解症的荧光染色在盐裂皮肤的真皮侧。

（二）天疱疮

皮损为松弛性水疱、大疱，尼氏征阳性，常伴黏膜损害，水疱基底涂片可见棘刺松解细胞；组织病理显示表皮内水疱，有棘层松解；直接免疫荧光检查显示表皮细胞间 IgG 和 C_3 沉积；间接免疫荧光检查显示血清中存在高滴度天疱疮抗体。凭借以上特征可容易与大疱性类天疱疮鉴别。

（三）线性 IgA 大疱病

本病儿童或成人均可发病；水疱为张力性，呈串珠状排列，尼氏征阴性；直接免疫荧光检查示基底膜带有 IgA 呈线状沉积，而大疱性类天疱疮则是 IgG 和 C_3 在基底膜带沉积。

（四）多形红斑

本病好发于儿童和青年人，皮损为多形性，可见典型的"虹膜"样损害。免疫荧光显示真皮浅层小血管壁 IgM 和 C_3 沉积，无 IgG 在基底膜带沉积。

（五）疱疹样皮炎

本病少见，主要发生于中青年。皮损为以水疱为主的多形性损害，常簇集成群或呈环形排列，疱壁紧张，尼氏征阴性，瘙痒剧烈。组织病理显示表皮下水疱及中性粒细胞为主的细胞浸润；免疫病理示真皮乳头有颗粒状 IgA、C_3 沉积；多数患者伴有谷胶过敏性肠病。

五、治疗方案及原则

（一）治疗原则

早诊断，早治疗。治疗越及时，皮损控制越快，预后越好。

（二）全身用药

1. 糖皮质激素：此为首选药物，常选用泼尼松，用量视皮损范围及病变严重程度而定。对皮损小于体表面积10%的患者，初始剂量一般为每日30mg；对皮损占体表面积30%的患者，为每日40～50mg；对皮损超过体表面积50%的患者，则需每日60～80mg。病情得到控制后逐渐减量维持，在减药过程中应密切观察病情变化，一旦有新出疹，则应暂停减药。维持量因人而异，一般为每日5～15mg。

2. 免疫抑制剂：当对重症患者使用了大剂量皮质激素仍不能控制病情时，可合并使用免疫抑制剂，如氨甲蝶呤10～20mg，肌内注射，每周一次；口服环磷酰胺1.5～2mg/（kg·d）、硫唑嘌呤1.5～2mg/（kg·d）、环孢素A 4～5mg/（kg·d）或雷公藤多甙20mg每日3次等。

3. 其他：对患有糖尿病、结核等不能使用糖皮质激素的患者，可口服氨苯砜每日50～150mg，四环素500mg每日4次，米诺霉素100mg每日2次，烟酰胺200mg每日3次，对部分患者有效。

（三）支持治疗

由于患者大多年迈，应注意加强营养，保持水、电解质平衡。在治疗期间应注意糖皮质激素的不良反应及并发症。

（四）局部治疗

注意创面清洁，糜烂面可用1∶5 000高锰酸钾溶液湿敷；局限性类天疱疮可外用糖皮质激素制剂。

第三节　疱疹样天疱疮

一、概述

疱疹样天疱疮（PH）于 1975 年首先被命名，临床上较少见。该病被认为是天疱疮的变异，其独特性在于显示与疱疹样皮炎相似的临床特征，但与其具有不同的组织病理模式，可见表皮内和角质层下微脓肿，嗜酸性粒细胞性海绵水肿、浅表水疱，常有少量棘层松解细胞。临床表现多变，常有环状或回状水疱脓疱性损害。

二、临床表现

本病多见于中老年人，男女发病率相等。好发部位是胸、腹、背部及其四肢近端。常见皮损为散发的片状红斑，呈环状或回状，边缘稍隆起，表面分布有绿豆或更大的水疱，虽然也是表皮内疱，但疱壁较紧张，疱液清亮，尼氏征阴性。口腔黏膜少有受累。本病一般病情反复，瘙痒剧烈，其表现类似于不典型的疱疹样皮炎。本病病程缓慢，反复发作，预后较好，多数病例能用药物长期控制，少数转变成寻常型天疱疮或红斑性天疱疮。

三、诊断

（一）临床表现

好发于中老年人，临床上类似疱疹样皮炎或天疱疮，为环形或多环形红斑，其上分布绿豆大小或更大的水疱，尼氏征阴性。

（二）组织病理

表皮棘层中部有水疱形成，其周围有海绵形成，可见嗜酸性粒细胞浸润，甚至形成嗜酸性粒细胞小脓肿。常有少量棘层松解细胞，这种细胞胞体大，呈球形，胞核大而深染，胞质均匀而嗜碱性。

（三）免疫病理

直接免疫荧光检查可见表皮细胞间有 IgG 或 C_3 沉积；间接免疫荧光检查可

见血清中有循环抗角质形成细胞表面抗体 IgG，靶抗原大多是桥粒芯糖蛋白 1（Dsg_1），少数是桥粒芯糖蛋白 3（Dsg_3）。

四、鉴别诊断

本病诊断主要通过病理检查与以下疾病鉴别：

（一）红斑型天疱疮

本型天疱疮水疱位于颗粒层或棘层上部，无表皮内和角质层下微脓肿，嗜酸性细胞浸润少见。

（二）大疱性类天疱疮

本病多发于中老年人，基本损害为疱壁紧张性大疱，不易破裂，尼氏征阴性，黏膜损害少。组织病理为表皮下大疱。免疫病理检查可见基膜带 IgG 和（或）C_3 呈线性沉积。

（三）疱疹样皮炎

本病的基本损害为环形红斑、丘疹和水疱，尼氏征阴性，瘙痒剧烈。有谷胶过敏性肠病。水疱在表皮下，真皮乳头有中性粒细胞微脓肿，IgA 和 C_3 呈颗粒状沉积在真皮乳头内。

五、治疗方案及原则

（一）一般治疗

应给予患者高蛋白、高维生素的饮食，注意纠正水、电解质平衡；注意创面感染。

（二）系统药物治疗

本病对氨苯砜治疗反应良好，可以单独应用，每日 100mg；中、重症患者必要时与皮质类固醇并用以提高疗效，泼尼松宜用较小剂量，每日 20～40mg 即可，氨苯砜每日 100mg。皮损得到控制后，以小剂量泼尼松维持治疗。

第十一章 遗传性皮肤病

第一节 鱼鳞病

鱼鳞病是一组以皮肤干燥伴片状黏着性鱼鳞状皮屑为主要临床表现的遗传性角化异常性皮肤病。根据遗传方式、组织学表现和皮损形态，将其分为寻常型鱼鳞病、性联隐性鱼鳞病、大疱性鱼鳞病样红皮病、板层状鱼鳞病、火棉胶婴儿和非大疱性先天性鱼鳞病样红皮病等多种类型。

寻常型鱼鳞病为常染色体显性遗传，性连锁鱼鳞病为性连锁遗传，板层状鱼鳞病为常染色体隐性遗传，大疱性先天性鱼鳞病样红皮病由 K1/K10 基因突变引起，非大疱性先天性鱼鳞病样红皮病可能与鳞屑脂质中烷属烃增多有关，火棉胶婴儿的发病可能由几种遗传型鱼鳞病的混合病因所致。

一、诊断

（一）寻常型鱼鳞病

1. 好发年龄：皮损一般于出生后 3 个月至 5 岁发生，男女均可发病。

2. 好发部位：好发于四肢伸侧及背部，尤以两小腿伸侧为主，对称性分布，很少累及四肢屈侧及褶皱部位。

3. 典型损害：皮肤干燥粗糙，伴有灰白色至淡棕色鱼鳞状鳞屑，周边微翘起。中央黏着较紧，有时鳞屑间可出现网状白色沟纹，跖部皮肤可增厚，臀及股部常有毛囊角化性丘疹。患儿可伴有湿疹、过敏性鼻炎或支气管哮喘等特应性疾病。

4. 自觉症状：一般无自觉症状，冬季皮肤干燥时可有轻微瘙痒感。

5. 病程：皮损冬重夏轻，青春期后症状可有所缓解，但很难完全消退，常伴随终生。

6. 实验室检查：鱼鳞状损害活检组织病理显示表皮变薄，颗粒层减少或缺乏，毛囊孔和汗腺可有角质栓塞，皮脂腺数量减少，真皮血管周围有散在淋巴细胞。

（二）性联隐性鱼鳞病

1. 好发年龄：出生时或出生后不久发病，患者仅为男性。

2. 好发部位：皮损好发于四肢伸侧，头皮、面、耳后、颈、腹及皱褶等部位也常受累，但不累及掌跖、毛发和指（趾）甲。

3. 典型损害：皮损为干燥性鱼鳞状黑棕色大而显著的鳞屑，与皮肤附着较紧，不易剥脱和擦洗掉。患者常伴有角膜混浊和（或）隐睾，部分可伴支气管哮喘、过敏性鼻炎、变态反应性结膜炎、异位性皮炎等疾病，老年患者常有雄激素性脱发。携带致病基因的女性胫前可有轻度鱼鳞病样改变。

4. 自觉症状：一般无自觉症状，少数可有轻微瘙痒。

5. 病程：皮损无明显季节变化，症状不随年龄增长而改善，常伴随终生。

6. 实验室检查：脂蛋白电泳显示 β 低密度脂蛋白增加，皮肤成纤维细胞中类固醇硫酸酯酶缺乏或含量明显降低。

皮损组织病理与寻常型鱼鳞病相似。

（三）板层状鱼鳞病

1. 好发年龄：皮损在出生时即已发生，男女均可发病。

2. 好发部位：出生时皮损包绕全身皮肤，包括头皮及四肢屈侧。

3. 典型损害：出生时全身覆有类似胶样的角质膜，2 周后膜状物逐渐脱落，皮肤弥漫性潮红，逐渐出现大片四方形灰棕色鳞屑，中央固着，边缘游离，重者全身鳞屑犹如铠甲，常伴有掌跖角化、皲裂和指（趾）甲改变，多数患者的毛囊开口似火山口样，约 1/3 患者伴有睑外翻。

4. 自觉症状：无自觉症状或皮肤有紧缩感。

5. 病程：皮损在幼儿期可完全消退恢复正常，也可持久存在。

6. 实验室检查：板层状损害活检组织病理改变为非特异性，主要为中度角化过度，灶性角化不全，中度棘层增厚，真皮上部慢性炎症细胞浸润。

（四）大疱性先天性鱼鳞病样红皮病

1. 好发年龄：出生时或出生后 1 周内发病，男女均可发病。

2. 好发部位：皮损泛发周身，以四肢屈侧及皱褶处为重。

3. 典型损害：出生时皮肤覆有较厚的大小不等似鳞屑的角质片，重者鳞屑似铠甲样覆盖全身，出生后不久鳞屑脱落，留有潮红斑，并陆续出现水疱和大疱，一般红斑和水疱可在数周或数月后消退，出现广泛鳞屑及局限性角化性疣状条纹，类似"豪猪"样外观。

4. 自觉症状：潮红斑可有疼痛，疣状损害和鳞屑一般无明显自觉症状。

5. 病程：皮损随年龄增大可自行缓解。

6. 实验室检查：早期损害活检组织病理显示表皮松解性角化过度，表现为致密的角化过度，内含粗大颗粒，棘层肥厚，颗粒层及棘层上部网状空泡化，可有松解，形成表皮内水疱或大疱，真皮上部中度慢性炎症细胞浸润。

（五）非大疱性先天性鱼鳞病样红皮病

1. 好发年龄：皮损出生时即已发生，男女均可发病。

2. 好发部位：全身皮肤均可受累。

3. 典型损害：90% 以上患者出生时表现为火棉胶样婴儿，胶膜脱落后出现鳞屑性红皮病样损害，以后出现灰白色浅表性黏着的光亮鳞屑；面、手臂和躯干部的鳞屑较为细薄，双下肢鳞屑则呈板层样，可在 2～4 周内反复脱落和再发，约 70% 患者伴有掌跖角化。

4. 自觉症状：皮损角化明显者可有轻微瘙痒感。

5. 病程：大多数患者的皮损常在青春期自行缓解。

6. 实验室检查：板层状损害组织病理显示表皮角化过度，伴有轻度角化不全和棘层肥厚，真皮浅层少量淋巴细胞浸润。

（六）火棉胶婴儿

1. 好发年龄：多见于早产儿，出生时即已发病。

2. 好发部位：损害覆盖全身皮肤。

3. 典型损害：出生时皮肤光亮紧张，全身覆盖紧束、干燥的一层棕黄色火棉胶样薄膜，致使婴儿肢体限定于某一特殊的体位，常伴有双侧眼睑及口唇外翻。火棉胶样膜常在出生后24小时内破裂，破裂处边缘翘起，膜下潮湿发红，高低不平，15～30天内火棉胶样膜全部脱落，皮肤轻微红肿伴糠秕样脱屑，以后演变成其他类型的鱼鳞病。一般无系统损害和永久性器官畸形。

4. 自觉症状：触摸皮损时患儿可能因疼痛而哭闹。

5. 病程：一般2～4周内糠秕样脱屑累及全身，以后演变成其他类型的鱼鳞病。眼睑及口唇外翻可逐渐恢复正常。

二、治疗

（一）一般治疗

皮肤尽量避免使用碱性清洁剂清洗，以防皮肤过度干燥。沐浴后涂搽保湿润肤膏或油剂，以减少水分丢失，保持皮肤湿润。年龄较小的患儿应避免过热环境，伴有眼睑损害者应加强眼睛保护。

（二）全身治疗

1. 寻常型和性联隐性鱼鳞病：维生素A可改善皮肤角化过度，常用量为小儿2.5万～5万U/d、婴幼儿0.5万～2.5万U/d、新生儿0.1万～0.15万U/d，分次口服，可同时口服维生素E，一般儿童用量为1mg/d，单次或分次口服。

2. 先天性鱼鳞病样红皮病：12岁以上患儿可口服异维A酸，开始用量为0.5mg/（kg·d），4周后增加至1mg/（kg·d），耐受性较差者初始用量为0.1mg/（kg·d），12周为一个疗程。亦可选用阿维A酸，常用量为0.5～1mg/（kg·d），分2～3次口服，逐渐增加剂量，疗程4～8周。此类药物可明显缓解症状，但不能根治本病。

（三）局部治疗

1. 寻常型鱼鳞病：轻症者可涂搽10%鱼肝油、10%尿素霜、肝素钠软膏等润滑和保湿剂；重症者可外用3%～6%水杨酸软膏、5%乳酸铵或羟丁二酸霜或乳膏、0.005%卡泊三醇软膏、40%～60%丙二醇水溶液等，每周2～3次，对多数患者有较好疗效。

2. 性联隐性遗传性鱼鳞病：该病是由于角质层类固醇硫酸酯酶缺乏，使胆固醇硫酸盐含量相对增加，游离胆固醇相对减少而导致的。可外用10%胆固醇霜、6% 水杨酸丙烯乙二醇，以及 40% ~60% 丙二醇封包等，可提高细胞间水合能力、减少胆固醇硫酸盐浓度而起到祛除鳞屑的作用。

3. 先天性鱼鳞病样红皮病：皮损较湿润者可外涂 10% 甘油、3% 乳酸水溶液等，每日 3 次。干燥性皮损外用 0.025% 维 A 酸乳膏、10% 尿素霜等，可促进角质溶解，减少鳞屑。

（四）中医治疗

可选用三油合剂（由蛋黄油、大枫子油、甘草油等混匀而成）或杏仁油膏（杏仁 30g，猪油 60g，捣烂如泥）涂擦患处，每日 2 次。也可选用大黄汤（桂枝、桃仁各 30g，大黄 15g，共研细末，用纱布包裹，加水 1 000mL，煎至 500mL）温洗患处。

第二节　色素失禁症

一、概述

色素失禁症是一种罕见的先天性疾病，特点是四肢及躯干出现红斑、水疱、疣状增殖及奇形怪状的色素斑，常并发眼、骨骼和中枢神经系统发育缺陷。

本病为 X 连锁显性遗传。因男性性染色体只含一个 X，如系致病基因则为致死基因，胎儿难以成活，多于妊娠期死亡。女性染色体为 XX，其中一个致病基因可被另一正常 X 所保护，因而可以出生成活，故临床所见绝大多数为女性患者。少数男性患者被认为是基因突变的结果。

二、临床表现

本病多数见于女性，于出生后一周左右发病。皮肤发疹分以下三期：

（一）红斑水疱期

在躯干和四肢伸侧皮肤反复出现红斑、丘疹、风团、水疱或大疱，尼氏征阴性。迁延数周或数月。

（二） 疣状增殖期

水疱性损害转变为疣状损害，呈结节状、斑块状或条索状，有时形成溃疡，此期损害多见于手、足背及趾、跖部，持续数月。

（三） 色素沉着期

在躯干和四肢出现溅水状、树枝状、地图状、蛛网状、涡纹状等多种形态的由浅灰色到青褐色的色素斑。色素性皮损不一定发生在原有红斑、水疱或增殖部位，也不沿血管和神经走向分布。约有 2/5 患儿未经过一、二期即直接出现色素沉着斑。

患儿一般情况良好，部分患儿可出现瘢痕性脱发，有的并发指（趾）甲发育不良。在红斑水疱期，患儿外周血及皮肤损害内嗜酸性粒细胞增多。

有时患者伴有其他系统或器官疾病，如智力缺陷、小头畸形、四肢强直性瘫痪及癫痫、白内障、斜视、视神经萎缩、渗出性脉络视网膜炎；不少患儿有出牙迟、缺齿及齿畸形；骨骼改变如四肢短小、多指、并指等亦偶可见。

三、 诊断

（一） 主要诊断依据

婴儿期发病，几乎全系女婴，初起为红斑、水疱、大疱性损害，尼氏征阴性；继之出现疣状损害，多呈条索状分布在躯干和四肢伸侧；最后为色素沉着期，出现奇特的色素斑，数年后可减轻，乃至完全消退。

（二） 病理改变

炎症期表皮由角质层下水疱和海绵形成，疱内及周围有大量嗜酸性粒细胞。疱间表皮内有角化不良细胞。真皮呈非特异性炎症改变，有单核细胞及嗜酸性粒细胞浸润。增殖期表皮角化过度，棘层肥厚，基底层水肿，棘层内散在分布角化不良细胞。色素性损害表皮正常或棘层轻度肥厚，基底细胞液化变性，色素失禁，真皮浅层噬黑素细胞增多，内含大量黑素颗粒。

（三） 电镜观察

一、二、三期表皮内都有角化不良细胞，巨噬细胞对黑素颗粒及角化不良细胞的吞噬作用增强。真皮浅层噬黑素细胞增多。

四、鉴别诊断

（一）本病大疱期应与下列疾病区别：

1. 儿童型线状 IgA 大疱性皮病：系单一性大疱，炎症不明显，多发生在手、足及生殖器部位，愈后色素沉着轻微，病理改变为表皮下水疱。

2. 大疱性表皮松解症：膝、肘伸侧等压迫摩擦部位反复发生大疱，尼氏征阳性，愈后留有萎缩性瘢痕，无明显色素沉着。

3. 色素性荨麻疹：有色素性风团，可出现水疱。病理检查水疱下组织内有大量肥大细胞浸润。

4. 肠病性肢端皮炎：水疱多发生在口、鼻、眼、肛门周围，常伴有腹泻及脱发，对硫酸锌治疗反应良好。

（二）本病增殖期应与线形疣状痣鉴别

线形疣状痣一般发病较晚，皮损多局限于一侧肢体。

五、治疗方案及原则

1. 无特殊疗法，主要是对症处理。
2. 炎症期发疹严重者可用抗组胺药或糖皮质激素治疗。
3. 预防感染。
4. 色素斑多在 30 岁以前自行消失，故不必急于治疗。

第三节　神经纤维瘤病

神经纤维瘤病是一种遗传性神经外胚叶异常性疾病。本病属常染色体显性遗传，发病为神经纤维瘤蛋白基因或神经纤维瘤蛋白 - 2 基因突变导致神经外胚叶发育异常所致。

一、诊断

（一）好发年龄

多为幼年发病，男性较多见。

（二） 好发部位

皮肤损害多发生于面部及躯干，口腔黏膜及内脏多器官也可受累。

（三） 皮肤黏膜损害

1. 皮肤色素斑：多自幼儿期发生或出生时即有，除掌跖部位外，可发生于身体任何部位。皮损为境界清楚的圆形、卵圆形和不规则形的棕黄色至暗褐色斑点、斑片，称之为牛奶咖啡色斑，数目多少不等，直径数毫米至数厘米。约20%患者的腋窝及会阴部有雀斑样点状色素沉着斑，称之为 Crowe 征。

2. 皮肤软纤维瘤：迟发于皮肤色素斑，一般在童年晚期至青春期早期发生，多见于躯干部。皮损为有蒂或无蒂的圆锥形、半球形或球形质软的肿块或扁平隆起的包块，直径数毫米至数厘米（也有的更大），肤色为粉红色或紫红色，表面平坦或突起于皮面，触之有疝囊感，可将瘤推入底部，压力移除后恢复原状。数目多少不等，数个至数百个或更多。结节偶可破溃引起出血，甚至大出血。

3. 丛状神经纤维瘤：为沿周围神经分布大小不等的结节及包块，可因整个神经及其分支被侵犯而形成绳索样、串珠样或丛状肿块。瘤体生长缓慢，可形成组织弥漫增生性象皮肿样损害，偶可恶变。

4. 口腔损害：口腔受累见于 5% ～10% 的患者，为大小不等的乳头瘤样损害，主要发生于舌、上腭、唇和颊黏膜，较常见的损害为单侧性巨舌。

（四） 皮肤外损害

约60%患者伴有智力障碍；约40%患者有神经系统病变，主要为神经系统肿瘤，以视神经胶质瘤、星形细胞瘤和末梢神经胶质瘤最为多见，可引起癫痫发作；约10%的患者有脊柱畸形、脊柱后凸与后侧凸；多数患者伴有内分泌障碍，如肢端肥大症、爱狄森病、性早熟、甲状旁腺机能亢进、男子乳房发育和肾上腺嗜铬细胞瘤等；发生于胃肠道的神经瘤可引起消化道出血和梗阻等，但内脏受累与皮肤损害的严重程度并不平行。

（五） 自觉症状

丛状损害常有刺痛、瘙痒和压痛感。系统损害出现各自相应的受累症状。

（六）病程

皮肤、黏膜及内脏损害持续终生。

（七）实验室检查

皮肤色素斑活检组织病理显示：表皮内黑素细胞增加，角质形成细胞和黑素细胞内可见巨大的球形色素颗粒。皮肤神经纤维瘤活检组织病理显示：瘤体位于表皮下，无包膜，但界限分明，由神经鞘细胞、成纤维细胞、内皮细胞、神经束膜成纤维细胞和轴索等组成，杂乱地分布于含有胶原和黏液样物质的基质内口。通过头颅 CT、MRI 和脊髓 MRI 检查可发现神经纤维瘤。

二、治疗

（一）一般治疗

本病为常染色体显性遗传疾病，神经纤维瘤可遍布全身，甚至可侵入中枢神经引起智力发育障碍或头痛、头晕，应禁止近亲结婚。加强皮肤保护，避免用力挤压瘤体和外伤，防止瘤体破溃出血。系统受累者应定期体检，并加强对严重和可能发生癌变的损害进行监测，若出现癫痫、消化道出血和癌变，应及时进行处理。

（二）全身治疗

癫痫发作时给予苯妥英钠等抗惊厥药物治疗，但效果不理想。肥大细胞阻滞剂——酮替芬，可抑制皮肤神经纤维瘤体内的肥大细胞分泌功能，使瘤体的瘙痒、疼痛等症状得以缓解，甚至可使瘤体生长速度减缓，以及全身症状得以好转，一般间断性试用，常用量为酮替芬 2~4mg/d，分次口服。

（三）物理治疗

面部及影响美容的色素斑，可选用脉冲染料激光、YAG 激光、红宝石激光等去除，但复发率较高。位置表浅较小的纤维瘤，可采用液氮冷冻、电灼、微波、激光等方法去除。

（四）手术治疗

面部数量较多且位置表浅较小的纤维瘤，可行皮肤磨削术较大或影响肢体功能的瘤体和丛状纤维瘤，可行外科手术切除，切除深度达皮下组织，分层封闭切口；较小的瘤体也可使用环钻去除，伤口封闭或开放；中枢神经肿瘤可考虑行神经外科手术切除。

（五）中医治疗

1. 痰湿凝结证：发病初期，咖啡斑大小不等，纤维瘤小而少，质地柔软，色白不赤，舌质红，脉滑数或细数。治宜理气化痰，活血散结。方选内消瘰疬丸加减，药用车前子、连翘各15g，地骨皮、桔梗各12g，夏枯草、海藻、贝母、杏仁、陈皮、瓜蒌各10g，甘草5g，每日1剂，水煎取汁分次服。

2. 正虚气郁证：病程日久，全身散在回密集分布大小不等的疝囊状肿瘤，可有随喜怒消长的现象，伴有大小不等的咖啡斑，形体虚弱，气短倦怠，夜眠不安，舌红，苔少，脉细。治宜益气活血，行气散结。方选血府逐瘀汤加减，药用生黄芪、丹参各15g，全当归、枳壳各12g，穿山甲、丝瓜络、党参、茯苓、桃仁、红花、陈皮、川芎各10g，每日1剂，水煎取汁分次服。

第十二章 色素障碍性皮肤病

第一节 雀斑

雀斑是一种常见的小而局限的棕色至黑色的色素斑。好发于面部，也可发生在身体任何部位。可发展缓慢，也可突然增多，色素可为均一，也可不同。

一、流行病学

雀斑在温带地区常见。一般而言，肤色白、红色或金色头发的白人更常见。发生性别无显著差异。始发年龄一般为 2 岁，青春期数目增加，而成人后数目有减少趋势。

二、病因

（一）属常染色体显性遗传

如为患者的一级亲属发病率更高。研究表明与 MC1R（melanocortin 1 受体）基因多态性有关。

（二）环境因素

过度日光照射或紫外线照射可诱发本病或使其加剧。法国一项病例对照研究比较了 145 例上背部多发日光性雀斑的成人和 145 例配对对照对象，发现上背部和肩部多发日光性雀斑的成人可作为既往日晒严重的临床标志，并可能被视为皮肤黑素瘤的高危人群。

（三）着色性干皮病相关的雀斑

该病为常染色体隐性遗传病，该病的携带者雀斑更黑更明显。

（四）神经纤维瘤病相关的雀斑

该病为常染色体显性遗传病，在该病患者的皱褶部位可见雀斑，如腋窝处的雀斑，则提示该病的可能。

三、临床表现

皮损常对称分布于曝光部位，特别是面部、手背及前臂伸侧。皮损多为直径 1～2mm 的斑疹，边缘清楚但不规则，皮损颜色随曝光程度不同而变化，有淡褐色至棕褐色，但不会十分黑，这可与雀斑样痣、交界痣区别；在同一病例中可以有不同颜色的皮损，但每一处皮损的色泽是一致的。

四、病理学检查

表皮结构正常，表皮基底层细胞内黑素轻度至中度增多，皮肤附属器细胞黑素增加；多巴染色示皮损内黑素细胞密度较邻近组织为低，但细胞体积较大，有更多、更长的树突，染色较深。电镜观察示雀斑处黑素细胞与黑种人相似，有更多的第Ⅳ期黑素小体，而邻近组织中的黑素细胞内黑素化较正常为弱，黑素颗粒较小，轻度黑素化，两者有明显的差异。

五、诊断与鉴别诊断

（一）诊断标准

1. 皮损为针头至米粒大圆形或卵圆形淡褐色或黄褐色斑疹，分布对称，无自觉症状。

2. 发生于面部，亦可见于手背、颈及肩部暴露部位皮肤。

3. 常首发于 5 岁左右的儿童，女性多于男性，随年龄增长数目增多；青春期最明显。

4. 组织病理可见表皮基底层尤其表皮突部位色素颗粒增多，但黑素细胞数目并不增加。

（二）鉴别诊断

1. 单纯性雀斑样痣：散在分布的棕色至黑素的针尖至粟粒大小的斑疹，不限于曝光部位，组织病理显示基底层内色素细胞增多，基底细胞内黑素增加。

2. 色素痣：多发生于儿童或青春期，皮损呈斑疹、丘疹、乳头瘤状、疣状、结节等表现，黄褐色或黑色。组织病理可见痣细胞巢。

3. 着色性干皮病：6 个月至 3 岁发病，早期面、唇、结膜、颈部及小腿等暴露部位出现雀斑、色素沉着斑、皮肤干燥。暴露部位及非暴露部位皮肤及口腔黏膜出现毛细血管扩张及小血管瘤，小的白色萎缩性斑。3~4 年后即出现皮肤恶性肿瘤，以基底细胞癌最常见，其次为鳞状细胞癌和黑素瘤。

六、治疗

1. 避免日光过度照射。

2. 可涂用 2%~3% 氢醌霜加 0.05% 维生素 A 酸软膏。

3. 孤立的皮损与色素较深的皮损可以采用液氮冷冻治疗。

4. 用 Q 开关 Alex 755nm 激光治疗雀斑安全有效，无瘢痕及永久性色素改变，通常需要 1~2 次治疗，间隔时间为 8 周，平均强度为 $7J/cm^2$。

七、并发症的诊断、治疗和预防

有些雀斑还可能伴发系统症状，如 LEOPARD 综合征。有研究称雀斑患者患黑素瘤或其他皮肤癌症的风险较高。应避免日晒。

八、预后

预后良好。

第二节　黄褐斑

黄褐斑是一种常见的获得性、对称性斑片状色素沉着病，大多累及面部、颈部等曝光部位。

一、流行病学

任何种族均可发生，浅褐色皮肤可能更常见，尤其为亚洲及西班牙裔。女性多见，男女患病比例为 1 : 9。常见于青春期和育龄期的女性，特别是妊娠期第 2~5 个月，有时也可见于绝经期妇女或男性。

二、病因

病因复杂，推测有多种因素参与其发病过程，如内分泌、口服避孕药物、遗传、日晒、化妆品、光毒性药物或抗癫痫药物等，一些慢性病患者（如女性生殖器疾病、痛经、肝病、慢性酒精中毒、甲亢、结核病和内脏肿瘤等）也常发生本病。本病的黑素增加与黑素细胞活性增加有关，而造成其活性增加的原因还不十分清楚，但对于妊娠妇女来说，其黄褐斑的产生可能是由于水平升高的雌激素和孕激素刺激黑素细胞活性增高。

三、临床表现

皮损可对称分布于面部的突出部位，以颧部、前额和两颊最明显，鼻及颧部皮损常融合成蝶状。皮损表现为淡褐色至淡黑色、大小不等、形状不规则的斑疹或斑片，表面光滑，有融合倾向，边缘清楚或弥漫，局部无炎症及鳞屑；色素随季节、日晒、内分泌变化等因素可稍有变化；有的患者乳晕、外生殖器、腋窝及腹股沟处皮肤色素也会增加。本病无主观症状。本病通常被分为面中央型、面颧部型、下颌型三型，各型的临床和病理表现往往存在差异，前两型占大多数。

四、辅助检查

一般来讲，不需要实验室检查，必要时可检查甲状腺功能，Wood 灯（波长 340~400nm）检查常可帮助定位表皮或真皮的色素，在很多病例中，色素在这两个部位中均可存在。

五、病理学检查

皮损处表皮结构正常。表皮型黄褐斑的黑素主要沉积在基底层及其上方，偶尔延及角质层；真皮型黄褐斑的真皮中上部血管周围有噬黑素细胞存在，真皮吞噬细胞中色素增加，亦可见游离的黑素颗粒，无炎症浸润；Fontana - Masson 染色证实角质形成细胞及一些黑素细胞中黑素小体增加。电镜检查表皮型黄褐斑和真皮型黄褐斑在结构水平上无实质性差别，显示黑素细胞数量正常但黑素细胞活性增加，黑素细胞树突明显增大，黑素形成活跃，棘层细胞含大量的单个非聚集黑素颗粒，皮损处黑素细胞胞质中线粒体、高尔基体、粗面内质网和核糖体增多。

六、诊断与鉴别诊断

（一）诊断标准

1. 形状不规则、边界清楚的淡褐色或淡黑色斑。

2. 对称分布于面部两侧颧部，亦可见于额、眉、颊、鼻、上唇部位。

3. 好发于中青年女性，无自觉症状。

4. 组织病理示表皮色素增多，真皮噬黑素细胞中有较多的色素。

（二）鉴别诊断

1. 雀斑：面部、手背、颈及肩部暴露部位针头至米粒大淡褐色或黄褐色斑疹，呈对称分布。一般自 5 岁左右发病，女性多于男性。组织病理可见表皮基底层色素增多，但黑素细胞数目并不增加。

2. 黑变病：灰褐色或棕褐色斑片，弥漫性或网状，境界不清，可有网状毛细血管扩张及细碎鳞屑。好发于面部、颈部、胸背上部。中年女性多发。组织病理示表皮基底层液化变性，真皮浅层见较多噬黑素细胞。

3. Addison 病：色素沉着于全身，暴露部位及皮肤皱褶处明显，面部色素常不均匀，无炎症表现。

4. Civatte 皮肤异色病：色素沉着对称分布于面、颈部，红褐色至青铜色网状损害，其间有淡白色萎缩斑，有显著的毛细血管扩张。

七、治疗

1. 避免日光过度照射或外用刺激性化妆品，保持心情愉快。

2. 交替或混合外用 3% 氢醌霜与 0.05% ~0.1% 维 A 酸霜剂。

3. 口服维生素 C、六味地黄丸等中药。

4. 可选用强脉冲光治疗。

5. 可选用果酸治疗。20% ~70% 的甘醇酸在皮肤科医师的正确使用下可取得较好的疗效，一般 2~4 周治疗 1 次，治疗间隙需注意避光和防晒。

八、预后

真皮色素较之表皮色素不容易消退，尚缺乏有效消除真皮色素的治疗方法。真皮色素的源头是表皮，如果表皮的黑素生成长期受抑制，那么真皮色素会失去补充而缓慢消退。黄褐斑常和不严格的防晒相关。对患者的教育包括：严格防止日晒，告知患者疗程长，但坚持可以逐步改善。

第三节 咖啡斑

咖啡斑是一种多见于躯干部的淡褐色斑。大小自数毫米至数厘米，乃至数十厘米不等；形状不一，但多为卵圆形；边界清楚，表面平滑。大多起病于新生儿或幼儿期。

一、流行病学

在 10% ~20% 的健康儿童中，可发现单一的咖啡斑。随着年龄的增长，咖啡斑显得更为明显。黑种人的发病率明显高于白种人。

二、病因学

本病为遗传性皮肤病，与日晒无关，可为多系统疾病的一种标志，如神经纤维瘤病、Albright 综合征、Waston 综合征、Russell - Silver 侏儒症、多发性黑子综合征及共济失调毛细血管扩张症等。

三、临床表现

咖啡斑为淡褐色斑，可发展为棕褐色至暗褐色，大小不一，呈圆形、卵圆形，也有的形状不规则，边界清楚，表面光滑。可在出生时或出生稍后出现，并在整个儿童时期中数目增加。多见于躯干部，不会自行消退。不同疾病中出现的咖啡斑可有不同特点，并伴随其他异常表现。

四、病理学检查

组织病理显示皮损中黑素细胞数目增多及基底层黑素化，巨大黑素小体

（3～5μm 黑素颗粒）见于患神经纤维瘤成人的咖啡斑中而不见于儿童患者。正常人和 Albright 综合征的咖啡斑一般无巨大黑素小体，但曾见于多发性黑子综合征。

五、诊断与鉴别诊断

根据发病年龄，见边缘清楚的牛奶咖啡斑色斑片即可诊断。90% 神经纤维瘤病患者具有咖啡斑，若有 6 片直径大于 1.5cm 的咖啡斑，则患者可能有神经纤维瘤病。Albright 综合征中的咖啡斑有时也见于面颈部，数目较少，但较大，边界不规则，可呈锯齿状；色素较深，斑上的毛发常较周围的正常毛发深。Waston 综合征的咖啡斑数目多且伴腋部雀斑、智力低下和肺动脉狭窄，为常染色体显性遗传。

六、治疗

咖啡牛奶色斑的传统治疗手段包括冷冻、磨削和切除，这些方法有不同程度的成功率，但常产生严重的不良反应，如永久性的色素改变或瘢痕形成等。Q 开关激光治疗咖啡斑一般不引起瘢痕，但疗效差异较大，很难预计，目前还没有一种激光能达到完全理想的疗效。色斑可能被完全祛除也可能毫无作用，治疗后的复发率为 0～67%，相对来说，面部的咖啡牛奶色斑对激光治疗更为敏感。

使用 Q 开关紫翠宝石激光、Q 开关红宝石激光和 Nd：YAG 激光都能对咖啡牛奶色斑进行治疗，经过 2～3 次治疗后，约有 1/2 的患者皮损颜色减退或消失，但有可能在治疗后数月又复发。疗效及复发率与激光类型无明显联系。有报道称，20 例咖啡牛奶色斑（两种组织学类型）同时用 Q 开关倍频 Nd：YAG 激光（波长 532nm，光斑直径 20mm）和 Q 开关红宝石激光（波长 694nm，光斑直径为 50mm）治疗，其疗效各异，复发情况也各不相同。

咖啡牛奶色斑需多次治疗，以免附近未受照射的黑素细胞重新造成色素沉着，治疗后须避光以降低残留黑素的活性。最近有人用强脉冲－无线频率系统结合局部应用维生素 D_3 软膏治疗 8 例 I 型神经纤维瘤伴发的咖啡牛奶色斑，结果 75% 的患者得到有效的改善，且至少 6 个月内没有复发，被认为是治疗 I 型神经纤维瘤咖啡斑的新方法。

参考文献

[1] 学骏,涂平,陈喜雪,汪旸.皮肤病的组织病理学诊断 [M].3 版.北京:北京大学医学出版社,2016.

[2] 张学军.皮肤性病学 [M].8 版.北京:人民卫生出版社,2015.

[3] 张建明.皮肤性病诊断图谱 [M].北京:化学工业出版社,2016.

[4] 王家璧,刘跃华.实用皮肤病理学 [M].北京:人民卫生出版社,2016.

[5] 虞瑞尧,王家璧,漆军.常见皮肤病图谱 [M].3 版.北京:人民卫生出版社,2013.

[6] 晋红中.简明皮肤病手册 [M].北京:人民卫生出版社,2016.

[7] 张信江,鲁东平.皮肤性病基层医师诊疗手册 [M].北京:人民卫生出版社,2014.

[8] 刘刚.常见皮肤病治疗学 [M].南京:东南大学出版社,2016.

[9] 张燚,展昭新.田素琴皮肤病临证经验集 [M].沈阳:辽宁科学技术出版社,2016.

[10] 吴志华.皮肤科治疗学 [M].3 版.北京:科学出版社,2016.

[11] 赵俊英,王增芳,首都医科大学附属北京友谊医院皮肤科暨北京市皮肤病专家会诊中心病例讨论精选 [M].北京:人民卫生出版社,2016.

[12] 李慎秋,陈兴平,周礼义.皮肤病性病诊疗指南 [M].3 版.北京:科学出版社,2015.

[13] 林仲.看图识病诊断皮肤病(一)单纯疱疹 [M].南京:江苏凤凰科学技术出版社有限公司,2015.

[14] 常建民.皮肤病理简明图谱 [M].2 版.北京:人民军医出版社,2015.

［15］方洪元．朱德生皮肤病学［M］.4 版．北京：人民卫生出版社，2015.

［16］宋兆友．皮肤病五十年临证笔录［M］．北京：人民卫生出版社，2014.

［17］韩世荣．常见皮肤病防治300问［M］．西安：陕西科学技术出版社，2015.

［18］常建民．色素减退性皮肤病（附临床及病理图谱）［M］．北京：人民军医出版社，2014.

［19］李伯埙．皮肤病临床与组织病理学［M］．北京：世界图书出版公司，2015.

［20］王宝玺，晋红中．皮肤病与性病科［M］．北京：中国医药科技出版社，2014.